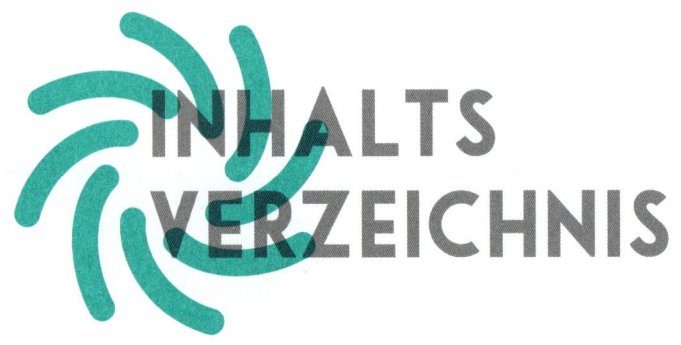

INHALTS VERZEICHNIS

MED AT

TEXT VERSTÄNDNIS ÜBUNGSBUCH

4. AUFLAGE

60 MEDIZINISCHE ÜBUNGSTEXTE · 145 ORIGINALGETREUE ÜBUNGSAUFGABEN · NEUN KOMPLETTE SIMULATIONEN · BEWÄHRTE TIPPS & TRICKS · LÖSUNGEN ZU ALLEN ÜBUNGSAUFGABEN · EXAKTE ANALYSE DER ORIGINALAUFGABEN · HILFE-CHAT · JÄHRLICHE AKTUALISIERUNG

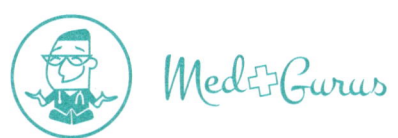

Zuschriften, Lob und Kritik bitte an:

MedGurus® Verlag
Am Bahnhof 1
74670 Forchtenberg
Deutschland

Web: www.medgurus.de
E-Mail: info@medgurus.de
Facebook: www.facebook.com/medgurus
Instagram: www.instagram.com/medgurus.de

Bibliografische Information der Deutschen Nationalbibliothek

Die Deutsche Nationalbibliothek verzeichnet diese Publikation in der Deutschen Nationalbibliografie.
Detaillierte bibliografische Daten sind im Internet über http://dnb.dnb.de abrufbar.

1. Auflage März 2014
2. Auflage April 2015
3. Auflage März 2016
3. Auflage März 2017
3. Auflage Februar 2018
4. Auflage Februar 2019
4. Aktualisierte Auflage Januar 2020

Umschlaggestaltung:	Studio Grau, Berlin
Layout & Satz:	Studio Grau, Berlin
Lektorat:	Marina Essig
Druck & Bindung:	Schaltungsdienst Lange oHG, Berlin

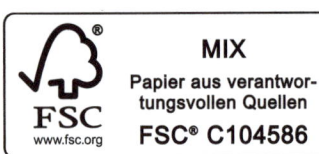

Printed in Germany
ISBN: 978-3-944902-06-7

SIMULATIONEN

4 LÖSUNGEN 137

5 BUCHEMPFEHLUNGEN, E-LEARNING UND SEMINARE 141

6 LITERATURVERZEICHNIS 147

VORWORT

Hinter dem MedGurus® Verlag steht eine Initiative von approbierten Ärzten und Medizin-studenten, die es sich zur Aufgabe gemacht haben Medizininteressierten zu ihrem Studien-platz zu verhelfen. Es ist unser Anliegen Chancengleichheit bei der Vorbereitung auf den Medizinertest herzustellen und keine Selektion durch überteuerte Vorbereitungskurse und -materialien zu betreiben. Wir haben daher in den vergangenen Jahren viel Zeit und Herz-blut in die Erstellung von Seminaren, Büchern und unserer E-Learning-Plattform investiert. Inzwischen können wir dieses Vorbereitungsangebot für den TMS, EMS, MedAT und Ham-Nat zu studentisch fairen Preisen anbieten. Wir hoffen, dass wir Dir damit den Weg ins Me-dizinstudium ebnen können, so wie uns das schon bei einer Vielzahl Medizinstudenten vor Dir erfolgreich gelungen ist.

Das Konzept unserer Buchreihe für den für den MedAT ist simpel:

* Der Leitfaden für den MedAT erklärt Dir anhand von verständlichen Beispielen die Lösungsstrategien zu den einzelnen Untertests des MedAT.
* Mit unseren Übungsbüchern hast Du die Möglichkeit anhand der zahlreichen Übungsaufgaben, zu den jeweiligen Untertests, die beschriebenen Lösungs-strategien einzustudieren.
* Mit unserer MedAT Simulation kannst Du zum Abschluss Deiner Vorbereitung Deine Fähigkeiten realistisch überprüfen.

Unsere MedAT Buchreihe wird dabei jedes Jahr auf den neuesten Stand gebracht und an die aktuellen Änderungen im MedAT angepasst.

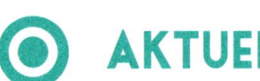 **AKTUELL**

Für den Fall, dass es zu kurzfristigen Änderungen im MedAT kommt, garantieren wir Dir, dass Du mithilfe des E-Learnings immer auf dem aktuellen Stand gehalten wirst. Über den nebenstehenden QR-Link gelangst Du direkt zu einer **kostenlosen E-Learning-Lektion**, die über **alle Neuigkeiten im MedAT** informiert. Einfach dem QR-Link folgen, Registrierung abschließen und regelmäßig reinschauen.

Auf Dein Feedback zu unseren Büchern freuen wir uns. Für konstruktive Kritik haben wir im-mer ein offenes Ohr und setzen Deine Wünsche, Anregungen und Verbesserungsvorschlä-ge gerne um. Du erreichst uns unter buecher@medgurus.de.

Im Übrigen werden fünf Prozent der Gewinne des MedGurus® Verlages für karitative Zwe-cke gespendet. Detaillierte Informationen zu unseren geförderten Projekten findest Du auf unserer Homepage www.medgurus.de.

Jetzt wünschen wir Dir viel Spaß bei der Bearbeitung dieses Buches, eisernes Durchhalte-vermögen bei der Vorbereitung und nicht zuletzt viel Erfolg im Medizinertest!

Dein Autorenteam
Alexander Hetzel, Constantin Lechner und Anselm Pfeiffer

EINLEITUNG

EINLEITUNG

1. ALLGEMEINES UND AUFBAU

Dieses Übungsbuch knüpft inhaltlich an das Buch MedAT-Leitfaden an und dient der Ein-übung der dort erklärten Bearbeitungsstrategie zum Untertest Textverständnis. Eine vo-rausgehende Vorbereitung mit unserem MedAT-Leitfaden ist daher sehr empfehlenswert. Die dort erklärte Bearbeitungsstrategie solltest Du von Beginn an beherzigen und mittels der Textaufgaben in diesem Buch einstudieren. Dieses Vorgehen hat in den vergangenen Jahren die besten Ergebnisse geliefert.

Die Textaufgaben in diesem Buch sind in zwei große Blöcke gegliedert. Im Kapitel Übungs-aufgaben findest Du Übungstexte, die dazu dienen sollen Dir einen Überblick über die Auf-gabenstellung zu geben und anhand derer Du die Bearbeitungsstrategie einzustudieren kannst.

Im Anschluss daran hast Du im Kapitel Simulationen die Möglichkeit anhand von acht kom-pletten Simulationen mit je 12 Fragen den Untertest unter Realbedingungen zu simulieren und somit eine Einschätzung deiner Leistung zu erhalten.

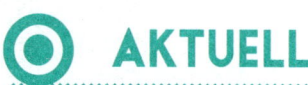 **AKTUELL**

- **ENDE GUT, ALLES GUT**
  Da wir stets bemüht sind unsere Aufgaben aktuell zu halten und relevan-te MedAT-Themen in unseren Übungstexten zu verarbeiten, empfehlen wir Dir vor allem die Simulationen am Ende dieses Übungsbuches genau an-zuschauen und nachzubearbeiten, da diese Themen in den letztjährigen MedAT-Tests abgeprüft wurden. Falls diese Texte im diesjährigen MedAT wieder behandelt werden sollten, kannst Du diesen Vorteil in wertvolle Punkte ummünzen.

Die Lösungen zu den Textaufgaben findest Du im Kapitel Lösungen. Dort findest Du auch einen Antwortbogen zum Kopieren, der Dir die Bearbeitung und Korrektur der Simulationen erleichtern soll.

2. TEXTVERSTÄNDNIS

Im Untertest Textverständnis wird die Lesekompetenz und die Fähigkeit den Inhalt eines Textes aufnehmen und interpretieren zu können überprüft. Es wird einerseits das Textverständnis und andererseits das schlussfolgernde Denken geprüft. Die Texte behandeln naturwissenschaftliche, medizinische und medizinhistorische Themen. Das Verständnis der Texte wird mittels einer bis drei Multiple Choice Fragen zu jedem Text abgeprüft.

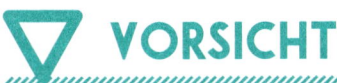

VORSICHT

Zu jeder Multiple Choice Frage gibt es nur eine richtige Antwort A, B, C, D oder E. Im MedAT-H gibt jede Aufgabe nur einen Punkt, unabhängig von ihrem Schweregrad. Zusätzlich werden für falsche Antworten keine Punkte abgezogen.

Bei den Multiple Choice Fragen gibt es zwei grundsätzlich verschiedene Aufgabentypen. Zum einen sind dies Aufgaben, bei denen fünf Antworten A, B, C, D oder E zur Auswahl gestellt werden von denen die eindeutig richtige oder falsche Antwort gefunden werden soll. Beim zweiten Aufgabentyp (deutlich häufiger im MedAT-H) werden mehrere Aussagen I, II, III, IV etc. aufgestellt. Gesucht ist bei diesen Aufgaben die Antwort Antworten A, B, C, D oder E, bei der die korrekte Kombination aus den zuvor genannten Aussagen gebildet wird.

Beispiele

* Nur die Aussagen I, II und IV lassen sich ableiten.
* Keine Aussage lässt sich ableiten.

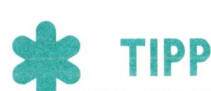

TIPP

* **DAS TAPFERE SCHNEIDERLEIN**
  Da bei diesen Aufgaben bis zu sieben Aussagen gegeben sein können, ist es sehr wichtig nach dem Ausschlussverfahren vorzugehen und die Antwortmöglichkeiten, die durch die Korrektheit bzw. Inkorrektheit einer Aussage ausgeschlossen werden, direkt durchzustreichen. Häufig muss man nur schauen durch welche Aussagen sich die verschiedenen Antwortmöglichkeiten unterscheiden, um schnell zum richtigen Ergebnis zu kommen. Mit dieser Strategie kann man alle Aufgaben durch die Bearbeitung von maximal drei bis vier Aussagen lösen und sich so kostbare Zeit für die Bearbeitung anderer Aufgaben sparen.

3. BEARBEITUNSGTIPPS

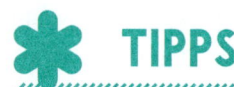 **TIPPS**

* **COPYSHOP**

Bevor Du mit der Bearbeitung der Übungstexte und Simulationen beginnst, solltest Du Dir alle Textaufgaben kopieren, damit Du sie problemlos mehrfach bearbeiten kannst.

* **UNDER PRESSURE**

Was die Bearbeitung der Textaufgaben angeht, solltest Du von Beginn an alle Textaufgaben unter Zeitdruck bearbeiten. Bei den Simulationen haben wir Dir die Bearbeitungszeit angegeben. Doch auch bei den Übungsaufgaben solltest Du bereits unter Zeitdruck arbeiten. Im MedAT-H hat man 35 Minuten zur Bearbeitung von 12 Fragen. Demnach hat man pro Frage durchschnittlich in etwa 3 Minuten Bearbeitungszeit. Für einen Text mit zwei Fragen solltest Du daher sechs Minuten, für einen Text mit drei Fragen neun Minuten Bearbeitungszeit einplanen. Die Einhaltung dieses Zeitlimits ist sehr wichtig, da die Schwierigkeit des Untertests Textverständnis ganz entscheidend von der vorgegebenen Bearbeitungszeit abhängt.

* **FACT-CHECKING I**

Zu Beginn Deiner Vorbereitung empfehlen wir Dir jeden Tag nur je einen Text aus dem Kapitel Übungsaufgaben zu bearbeiten. Allerdings solltest Du Dir im Anschluss nochmals 15 Minuten Zeit nehmen, um den Text nachzuarbeiten. Das heißt Fehler korrigieren und bei inhaltlichen Verständnisproblemen in einschlägiger Literatur recherchieren.

* **FACT-CHECKING II**

Auch Im Anschluss an die Bearbeitung einer Textverständnis Simulation solltest Du stets 30 Minuten zur Nachbearbeitung der Aufgaben einplanen. Das heißt falsch gelöste Aufgaben müssen nochmals in Ruhe angegangen werden und inhaltliche Unklarheiten sollten aufgelöst werden. Somit ziehst Du den maximalen Nutzen aus den Textaufgaben und erkennst zudem wo typische Fehlerquellen und Fallen in diesem Untertest lauern.

* **IT'S A TRAP**

Achte bei der Bearbeitung der Übungsaufgaben vor allem darauf wie die Fragen gestellt sind und welche typischen Fehlerquellen und Fallen sich häufig wiederholen. Wenn man die grundlegenden Fragestellungen und ihre Tücken verstanden hat erspart man sich viele Leichtsinnsfehler.

4. HILFE-CHAT

Du hast noch Fragen zu den Übungsaufgaben, eine Korrektur zu melden oder einen Verbesserungsvorschlag? Na dann, schieß los! Über unseren Hilfe-Chat stehen wir Dir immer zur Verfügung. Folge einfach dem nebenstehenden QR-Link und poste dort Deine Frage. Wir nehmen uns Deinem Anliegen an, und werden darauf schnell antworten.

5. NEUIGKEITEN ZUM MEDAT

Der MedAT ist ein dynamischer Test, der jährlich angepasst und leider auch immer mal wieder kurzfristig geändert wird. Da wir mit unseren Büchern nicht auf solche kurzfristigen Änderungen reagieren können, haben wir für Dich eine E-Learning-Plattform entwickelt, mit der wir genau das können.

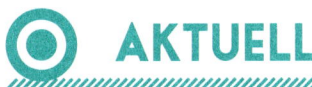 **AKTUELL**

✱ **GARANTIERT FRISCHE WARE**
Wir garantieren Dir, dass Du mithilfe des E-Learnings immer auf dem aktuellen Stand gehalten wirst. Über den nebenstehenden QR-Link gelangst Du direkt zu einer **kostenlosen E-Learning-Lektion**, die über **alle Neuigkeiten im MedAT** informiert. Einfach dem QR-Link folgen, Registrierung abschließen und regelmäßig reinschauen.

1

ÜBUNGS AUFGABEN

ÜBUNGSAUFGABEN

1. Die Mikrobiologie als eine Goldgrube der Medizin[1]

Heutzutage ist die Mikrobiologie als wichtige Erkenntnisquelle aus der modernen Medizin nicht mehr wegzudenken. Das Potential der experimentellen Biologie für den medizinischen Bereich musste jedoch gegen Ende des 19. Jahrhunderts zunächst unter Beweis gestellt werden. Dies tat mit Bravour der französische Chemiker und Mikrobiologe Louis Pasteur, der heute als einer der Begründer der modernen Medizin gilt. Pasteur wurde 1822 in Dole, Frankreich geboren, studierte in den 1840er Jahren Naturwissenschaften in Paris und promovierte zum Ende seines Studiums in Chemie und Physik. Daraufhin widmete sich Pasteur der Erforschung der chemischen Unterschiede zwischen Gärungs- und Verwesungsprozessen. 1857 wies er Mikroorganismen als Verursacher von Gärungsprozessen nach und erkannte damit die in der Gärung ablaufenden Reaktionen als Lebensprozesse der Organismen. 1863 wies er ähnliche Umstände auch in Verwesungs- und Fäulnisvorgängen nach. Pasteur nannte die endeckten, heute als Bakterien und Mikroben bekannten, Organismen Spaltpilze und fand durch zeitintensive Forschung heraus, dass sie nur bedingt hitzebeständig waren. So entwickelte er durch kontrolliertes Erhitzen das Verfahren zur Haltbarmachung von Flüssigkeiten – heute entsprechend dem Entdecker als Pasteurisierung bekannt. Im Laufe seiner Forschung entdeckte Pasteur auch Bakterien als krankheitserregende Organismen, woraufhin er sich ab 1876 vorwiegend der Human- und Veterinärmedizin widmete. So entdeckte er 1877 den Milzbranderreger und ein Jahr später den der Hühnercholera. Daraufhin entwickelte er aus dem Sud abgetöteter Erreger einen Impfstoff gegen den Milzbrand, den er erfolgreich an einer Schafherde testete. 1885 nahm er dann ebenfalls erfolgreich die spektakuläre erste Impfung gegen Tollwut an einem Menschen vor und festigte damit letztlich die Schutzimpfung als allgemeines Prinzip der Medizin. Daher nennt man Louis Pasteur heute einen der Initiatoren des Zeitalters der aktiven Immunisierung.

---

1. Welche der folgenden Aussagen lassen sich aus dem Text ableiten?

I. Die Schutzimpfung ist ein Prinzip zur aktiven Immunisierung.

II. Pasteur erkannte, dass Mikroorganismen an Gärungsvorgängen beteiligt waren.

III. Im Gegensatz zu Fäulnisprozessen sind Gärungsprozesse nicht von Mikroorganismen beeinflusst.

(A) I und II sind richtig.

(B) II und III sind richtig.

(C) Nur I ist richtig.

(D) Nur II ist richtig.

(E) Alle Aussagen sind richtig.

2. Welche der folgenden Aussagen lassen sich aus dem Text ableiten?

I. Die von Pasteur mit dem Begriff Spaltpilze benannten Organismen sind heute als Mikroben oder Bakterien bekannt.

II. Eine weit verbreitete Methode zur Haltbarmachung von Flüssigkeiten ist nach Louis Pasteur benannt.

III. Zur Entwicklung der Pasteurisierung als Verfahren zur Haltbarmachung war die Entdeckung der eingeschränkten Hitzebeständigkeit der Mikroben ausschlaggebend.

(A) Nur I ist richtig.

(B) Nur III ist richtig.

(C) Nur II ist richtig.

(D) Nur I und III sind richtig.

(E) Alle Aussagen sind richtig.

3. Welche der folgenden Aussagen lassen sich aus dem Text ableiten?

I. Pasteur entdeckte mit 54 Jahren Mikroorganismen und deren Bedeutung für Gärungsprozesse.

II. Aktive Immunisierung bezeichnet eine Injektion abgetöteter Krankheitserreger.

III. Der Milzbranderreger ist ein hitzebeständiger Mikroorganismus und befällt Schafe.

(A) Nur I ist richtig.

(B) Nur II und III sind richtig.

(C) Nur II ist richtig.

(D) Nur I und III sind richtig.

(E) Alle Aussagen sind richtig.

2. Allergien[2]

Als Allergien beschreibt man die „spezifische Änderung der Reaktionsfähigkeit des Immunsystems gegenüber körperfremden, eigentlich unschädlichen Stoffen (Allergene)". Der Begriff der Allergie wurde vor allem durch den österreichischen Kinderarzt Clemens Freiherr von Pirquet zu Beginn des 20. Jahrhunderts geprägt.

Eine allergische Reaktion wird im Laufe des Lebens erworben; die Bereitschaft des Organismus auf Allergene allergisch zu reagieren ist jedoch angeboren. Grundsätzlich hat der Organismus drei verschiedene Möglichkeiten auf diese Substanzen zu reagieren, indem er sie entweder toleriert (Anergie), sie gezielt abwehrt (Normergie) oder neben der normalen Abwehr eine überzogene Immunreaktion, die allergische Reaktion, ausübt (Allergie).

Unterschieden wird zwischen verschiedenen Allergie-Typen, unter denen die Typ 1-Allergie, auch Sofort-Typ oder Früh-Typ genannt, da hierbei die Symptome unmittelbar nach Kontakt mit dem Allergen auftreten, die am häufigsten vorkommende ist. Kommt es nach erstmaligem Kontakt eines für Allergien anfälligen Menschen mit einem allergenen Stoff zur Bildung von Antikörpern gegen diese, so wird sein Immunsystem bei zukünftigem Kontakt auf ebendiesen Stoff allergisch reagieren. Diesen Vorgang bezeichnet man als Sensibilisierung. Der Organismus bildet hierzu IgE-Antikörper, Immunglobuline der Klasse E, welche an Mastozyten (Mastzellen) gebunden werden. In den Mastozyten sind Mediatoren, aggressive Vermittlersubstanzen wie Histamin oder Serotonin, gespeichert.

Bei wiederholter Aufnahme des Allergens über die Atemwege, den Verdauungstrakt oder über die Haut kommt es nun zu einer Antigen-Antikörper-Reaktion, in deren Verlauf die Allergene durch die IgE-Antikörper an die Mastozyten gebunden werden, welche daraufhin ihre Mediatoren ausschütten. Es kommt zu allergischen Reaktionen, beispielsweise zur Weitung von Kapillaren, zur Anregung der Sekretproduktion von Schleimdrüsen oder zur Verkrampfung der Bronchialmuskulatur.

Diese Reaktionen äußern sich für den Betroffenen unter anderem durch Heuschnupfen, Augentränen oder Asthmaanfälle. In Fällen heftiger Immunreaktion kann es zum anaphylaktischen Schock kommen, einem Schockzustand des Körpers auf ein Allergen, der sich durch Angstzustände, Schweißausbrüche, Herzarrhythmien und Kreislaufversagen äußern kann. Diese Reaktion ist vor allem bei Arzneimittelallergien des Typ 1 zu befürchten.

---

2   Vgl. Lehle et al., 2010, S. 117; Vgl. Hexelschneider, 2008; Vgl. Dörrenbächer 2006, S. 20 ff.

4. Welche der folgenden Aussagen lassen sich aus dem Text ableiten?

I. Allergene sind an sich für den Körper unschädliche Stoffe.

II. Die schädliche Wirkung von Allergenen kommt erst durch die Überreaktion des Immunsystems zustande.

III. Allergien sind angeboren und entwickeln sich nicht im Laufe des Lebens.

IV. Der Körper kann auf Fremdstoffe nur allergisch oder anergisch reagieren.

(A) I und II sind richtig.

(B) I, II und IV sind richtig.

(C) III und IV sind richtig.

(D) Nur I ist richtig.

(E) Keine Aussage ist richtig.

5. Welche der folgenden Aussagen lassen sich aus dem Text ableiten?

I. Histamine sind immunaktive Mediatoren, die maßgeblich am stattfinden einer allergischen Reaktion beteiligt sind.

II. Ein Organismus muss mindestens zum zweiten Mal mit einem Allergen in Berührung kommen, damit es zu einer allergischen Reaktion kommen kann.

III. Ohne die Antigen-Antikörper-Reaktion der Allergene mit den IgE-Antikörpern kann es nicht zum bedrohlichen Zustand des anaphylaktischen Schocks kommen.

(A) Nur I ist richtig.

(B) Nur III ist richtig.

(C) Nur II ist richtig.

(D) I und III sind richtig.

(E) Alle Aussagen sind richtig.

3. Radiologie[3]

Am 8. November 1895 experimentierte der Würzburger Professor für Physik Wilhelm Conrad Röntgen mit den bis dahin unbekannten Emissionen, die von einer Kathodenstrahlröhre ausgingen. Er bemerkte, dass mit der emittierten Strahlung sogar durch für das Auge licht-undurchlässige Objekte hindurch Fluoreszenzschirme und photographische Platten belichtet werden konnten, Röntgen selbst bezeichnete die unbekannte Emission als x-Strahlung. Seine Entdeckung wurde innerhalb weniger Wochen in der ganzen Welt bekannt und es folgte eine Durchleuchtungsmanie. Sogar zur Unterhaltung des Publikums wurden röntgenographische Aufnahmen in Varietétheatern angefertigt. Auch der ernsthafte Nutzen der x-Strahlung (zu Ehren von Röntgen wird die Strahlung v. a. im deutschsprachigen Raum als „Röntgenstrahlung" bezeichnet) wurde alsbald vor allem für die Chirurgie, aber auch für die akademische Medizin gesehen. Als Röntgenstrahlung wird elektromagnetische Strahlung zwischen 10 nm und 1 pm bezeichnet, sie liegt zwischen dem UV-Bereich und der γ-Strahlung. Erzeugt wird sie u. a. durch das Herausschlagen von Elektronen aus einer inneren Elektronenhülle von Atomen (Ionisation) und anschließender Relaxation des Atoms unter Röntgenstrahlungsabgabe. Hierin liegt auch die Gefährlichkeit der Röntgenstrahlung. Prinzipiell kann sie wiederum ein Atom, auf das sie trifft, ionisieren. Vor allem bei der Ionisation der DNA kann es zu Zellschäden führen, die in Summe krebserregend wirken können. Die Strahlung führt jedoch nicht nur zur Ionisation von bestrahltem Material – sie kann auch absorbiert oder gestreut werden. Wird nun eine photographische Platte (meist eine mit Silberbromid beschichtete Kunststofffolie, die sich bei Lichteinwirkung dunkel verfärbt) hinter den Patienten gestellt, so wird diese an jenen Stellen dunkel, an denen viel Röntgenstrahlung ankommt und bleibt an den Stellen hell, an denen wenig Strahlung ankommt. Aufgrund dieses Umstandes werden in der klinischen Terminologie die hellen, oder heller als erwarteten Bereiche als Verschattung – größere Absorption durch das Gewebe – bezeichnet und die dunklen Bereiche als Aufhellung – geringe Absorption. Wie bereits oben erwähnt kommt es zu einer Wechselwirkung zwischen der Röntgenstrahlung und den Elektronen. Daraus lässt sich schließen, dass verschattete Bereiche entweder eine größere Dichte gleicher Atome aufweisen, als in der Umgebung (verdichtetes Gewebe) oder Atome mit mehr Elektronen vorliegen, d. h. es liegt anderes Gewebe vor, z. B. Knochen erzeugen eine starke Aufhellung des Röntgenbildes, da diese u. a. aus Calcium (20 Elektronen) und Phosphor (15 Elektronen) bestehen, typisches organisches Gewebe besteht zum größten Teil aus Kohlenstoff (6 Elektronen), Stickstoff (7 Elektronen), Sauerstoff (8 Elektronen) und Wasserstoff (1 Elektron). Diese Eigenschaft ermöglicht es für bessere Bildqualitäten sog. Kontrastmittel zu verwenden; sie beinhalten meist stark absorbierende Substanzen wie Barium (56 Elektronen) oder Iod (53 Elektronen). Wird beispielsweise eine unlösliche Bariumverbindung als Brei geschluckt, so lagert sich dieser an den Organwänden ab und der Verdauungstrakt kann abgebildet werden. Um den Kontrast noch zu erhöhen, kann der Magen z. B. mit Kontrastmitteln geringer Absorption wie CO_2 oder N_2 gefüllt werden. Iodhaltige Verbindungen können in Blutgefäße eingebracht werden, so kann das Blutgefäßsystem dargestellt werden. Anmerkung: Die Elektronenzahlen beziehen sich jeweils auf die neutralen, freien Atome.

3   Vgl. Eckart, 2011, S. 208 f.; Vgl. Kenyon, 2008, S. 15 f.; Vgl. Wikipedia – Radiologie, 2013

6. Welche der folgenden Aussagen lassen sich aus dem Text ableiten?

I. Ein weiterer Grund für die von Knochengewebe erzeugte Verschattung ist die sehr dichte Anordnung des Knochengewebes.

II. Radiologisches Personal muss sich mit Bleischürzen schützen, da Blei die Röntgenstrahlung aufgrund der geringen Elektronenzahl absorbiert.

III. Luft eignet sich als Kontrastmittel, da es bei rektaler Anwendung den Dickdarm entfaltet und als Aufhellung auf dem Röntgenbild dargestellt wird.

(A) I und II sind richtig.
(B) Nur III ist richtig.
(C) I und III sind richtig.
(D) Nur I ist richtig.
(E) Alle Aussagen sind richtig.

7. Welche der folgenden Aussagen lassen sich aus dem Text ableiten?

I. Wird die DNA durch Röntgenstrahlung ionisiert, entstehen Strangbrüche oder Veränderungen des Erbguts, was zur Entstehung von Krebs führen kann.

II. Durch Kontrastmittelgabe können theoretisch nicht nur anatomische Strukturen sondern auch physiologische Vorgänge wie z. B. der Schluckakt überprüft werden.

III. Durch die Röntgentechnik erhielt die Medizin die Möglichkeit nichtinvasiv in das innere von lebenden Menschen hineinzusehen und beispielsweise Operationen im Voraus planen zu können.

(A) II und III sind richtig.
(B) I und II sind richtig.
(C) II und III sind richtig.
(D) Nur III ist richtig.
(E) Alle Aussagen sind richtig.

8. Welche der folgenden Aussagen lassen sich aus dem Text ableiten?

I. Bei der Herzkatheteruntersuchung wird jodhaltiges Kontrastmittel in die Gefäße injiziert, da sich diese so als Verschattung bei einer Durchleuchtung mit Röntgenstrahlen darstellen.

II. Ein mit viel Luft gefülltes Organ, wie die Lunge wird auf einem Röntgenbild als Aufhellung abgebildet.

III. Ionisation bezeichnet die Absorption oder Streuung von Röntgenstrahlung.

(A) Nur I ist richtig.
(B) I und II sind richtig.
(C) I und III sind richtig.
(D) II und III sind richtig.
(E) Keine Aussage ist richtig.

4. Toxizitätsprüfung[4]

Als sehr giftig werden Substanzen klassifiziert, die bereits bei einer Dosis von 5 mg/kg Körpergewicht zu Vergiftungssymptomen führen. Giftig sind Substanzen bei denen die gleichen Beobachtungen erst bei 50 mg/kg Körpergewicht auftreten, für mindergiftige Substanzen wird eine Dosis von 500 mg/kg Körpergewicht angegeben. Beträgt die nötige Dosis 2000 mg/kg Körpergewicht oder mehr, so werden diese als untoxisch eingestuft. Allgemein gibt es unterschiedliche Wege auf denen Organismen einer toxischen Substanz ausgesetzt werden können, die alle eine unterschiedliche Pharmakokinetik besitzen. Durch eine Injektion in die Vene (intravenös, i. v.), unter die Haut (subcutan, s. c.), in den Muskel (intermuskulär, i. m.), über die Lunge (inhalativ, inhal.), durch das Verschlucken (peroral, p. o.) oder über die Haut (dermal, derm.). Hierbei sind Studien am lebenden Organismus meist nicht durch in-vitro Studien (d. h. mit Zellkulturen oder Gewebekulturen im Reagenzgefäß) ersetzbar, da die auftretenden Symptome und geschlechtsspezifischen Unterschiede für eine klinische Prognose und Diagnose bekannt sein müssen. Von rechtlicher Relevanz ist der LD_{50}(Spezies)-Wert (Lethale Dosis), darunter wird die Dosis angegeben, bei denen 50% der Versuchstiere an einer akuten Vergiftung sterben. Basierend auf den LD_{50} Werten werden zahlreiche Chemikalienschutz- und Arbeitsschutzrichtlinien im Gesetz verankert (sog. MAK-Werte, maximale Arbeitsplatzkonzentrationen). Die hierbei gewonnenen Dosis-Wirkungs-Kurven haben im Allgemeinen einen „S"-förmigen Verlauf und können durch statistische Methoden wie die Probit-Transformation linearisiert werden. So können Versuchstiere eingespart werden, da für die Beschreibung einer Geraden nur zwei Koordinaten benötigt werden; der LD_{50} Wert wird über eine Hochrechnung gewonnen. Pharmakologisch wichtig ist neben der Mortalität, d. h. Sterberate (LD_{50}) auch die mittlere wirksame (effektive) Dosis ED_{50} bezogen auf eine spezielle und gewünschte Wirkung eines Medikamentes. Diese Daten werden analog erhoben. Das Verhältnis von LD_{50}/ED_{50} wird als therapeutische Breite (TI_{50} aus dem Englischen therapeutic index) bezeichnet. Dabei ist zu beachten, dass die Wirkung-Dosis-Kurvenverläufe nicht immer analog zu den Mortalität-Dosis-Kurvenverläufen sind und somit der errechnete Wert der therapeutischen Breite irreführend sein kann. Zuverlässige Aussagen über die therapeutische Breite könnten nur vollständige Messreihen liefern. Zu den Medikamenten mit großer therapeutischer Breite gehören die β-Lactam-Antibiotika, zu denen mit geringer therapeutischer Breite Paracetamol und Lithiumpräparate. Des Weiteren unterscheidet sich die Pharmakokinetik – hierunter wird die Erforschung der Aufnahme-, Verbreitungs-, Verstoffwechselungs-(Metabolisierung) und Abgabegeschwindigkeit verstanden – und die Pharmakodynamik – hierbei handelt es sich um die Beschreibung des Wirkungsmechanismus einer Substanz auf den Organismus – je nach Spezies. Die Toxizitätsprüfung für 2,3,7,8-Tetrachlordibenzo-1,4-dioxin (TCDD) ergab für unterschiedliche Spezies unterschiedliche Werte: LD_{50}(Meerschweinchen) 0,6–2,0; LD_{50}(Affe) ca. 70; LD_{50}(Hund) 200–300; LD_{50}(Goldhamster) 1000–3000; Metabolisierungswege und -geschwindigkeiten können sich je nach Spezies unterscheiden, beispielsweise ist Methanol für Primaten sehr toxisch, da bei der Metabolisierung Ameisensäure entsteht, diese sich im Körper ansammelt (akkumuliert) und zu einer Übersäuerung des Blutes (Azidose) führt. In Nagetieren wie Ratten, Kaninchen und Meerschweinchen wird Ameisensäure weiter zu CO_2 metabolisiert und kann abgeatmet werden, sodass sich die neurotoxische Ameisensäure sehr viel weniger akkumuliert und für Nagetiere Methanol nicht als toxisch klassifiziert werden muss. Des Weiteren ist zu beachten, dass je nach Art der Zugabe die gleiche Dosis unterschiedliche Wirkungen (ED und LD) hervorrufen kann.

---

4   Vgl. Eisenbrand et al., 2005, S. 128 ff., 220 ff.; Vgl. Lüllmann et al., 2010, S. 17 ff.; Vgl. Wikipedia – Therapeutische Breite, 2013

9. Welche der folgenden Aussagen lassen sich aus dem Text ableiten?

I. Lithiumpräparate haben eine geringe therapeutische Breite.

II. Die Pharmakokinetik unterscheidet sich, wenn ein Wirkstoff dermal oder subcutan injiziert wird.

III. Für die klinische Prognose sind in-vitro Studien von größter Bedeutung.

(A) I und II sind richtig.

(B) I und III sind richtig.

(C) II und III sind richtig.

(D) Nur I ist richtig.

(E) Alle Aussagen sind richtig.

10. Welche der folgenden Aussagen lassen sich aus dem Text ableiten?

I. Die Pharmakodynamik unterscheidet sich wenn ein Wirkstoff dermal oder subcutan injiziert wird.

II. Ameisensäure ist für Primaten sehr giftig, da bereits 50 mg/kg Körpergewicht Vergiftungserscheinungen hervorrufen.

III. Für ein Schmerzmittel sagt der ED_{50}-Wert, bei welcher Dosis die Hälfte der Versuchsteilnehmer eine Schmerzlinderung wahrnimmt.

IV. Substanzen, die erst ab einer Dosis von 2 g/kg Körpergewicht zu Vergiftungssymptomen führen werden als untoxisch deklariert.

(A) I und II sind richtig.

(B) II und III sind richtig.

(C) II und IV sind richtig.

(D) III und IV sind richtig.

(E) Alle Aussagen sind richtig.

11. Welche der folgenden Aussagen lassen sich aus dem Text ableiten?

I. Der LD_{50} von TCDD für Goldhamster beträgt 1000–3000, weil die 1000–3000-fache Dosis der mittleren effektiven Dosis verabreicht werden muss, damit 50% der getesteten Individuen sterben.

II. Da ß-Lactam Antibiotika eine große therapeutische Breite aufweisen, können diese Medikamente in hohen Dosen verabreicht werden.

III. Das gleiche Medikament kann in Abhängigkeit von der Verabreichung (i. v., i. m., s. c.) eine unterschiedliche ED_{50} und LD_{50} aufweisen.

(A) Nur II ist richtig.

(B) II und III sind richtig.

(C) Nur III ist richtig.

(D) I und III sind richtig.

(E) Alle Aussagen sind richtig.

5. Spezielle Antibiotika: Aminoglykoside[5]

Antiinfektiva sind Arzneimittel zur Bekämpfung von Infektionen und Infektionskrankheiten. Unter einer Infektion verstehen wir im Allgemeinen das Eindringen von Krankheitserregern in den menschlichen Organismus, wobei krankmachende Erreger in die Blutbahn gelangen und dort für den Organismus giftige Stoffe absondern.

Kann das Immunsystem diese nun nicht so schnell bekämpfen, wie die Erreger sich vermehren, kommt es zur Erkrankung. Die Erreger sind in den meisten Fällen Mikroorganismen, wie Pilze, Viren oder Bakterien. Gegen letztgenannte wird vor allem eine weitläufig bekannte Gruppe der Antiinfektiva eingesetzt, die Antibiotika. Ihre Wirkung besteht darin, die fremden Erreger zu schädigen oder gar abzutöten, ohne in einer für den Menschen giftigen Konzentration verabreicht werden zu müssen. Antibiotika werden nach vier verschiedenen Eigenschaften charakterisiert. Zunächst nach dem Wirkungstyp, der entweder darin bestehen kann, dass die krankmachenden Mikroorganismen abgetötet werden (bakterizide Wirkung) oder, dass deren Vermehrung gehemmt wird (bakteriostatische Wirkung). Des Weiteren wird im Wirkungsspektrum zwischen Breit- und Schmalspektrumantibiotika unterschieden, je nachdem welche Erregerarten vom Arzneistoff erfasst wird.

Die Wirkungsintensität beschreibt die geringste Konzentration des Mittels im Blut des Patienten, die nötig ist um das Wachstum der Erreger zu hemmen. Zuletzt beschreibt der Wirkungsmechanismus den Angriffsort am Mikroorganismus, wobei ein Angriff an der Zellmembran (Zellhülle) meist mit bakterizider und ein Angriff im Stoffwechsel der Zelle meist mit bakteriostatischer Wirkung einhergeht.

Die Aminoglykoside sind in diesem System als bakterizide Breitspektrumantibiotika einzuordnen. Ihr Wirkungsmechanismus besteht darin, dass sie einen wichtigen Stoffwechselvorgang des zu bekämpfenden Einzellers stören: die Proteinbiosynthese, also die Herstellung von Proteinen, welche im Inneren der Zelle stattfindet. Proteine sind spezifische Eiweiße, deren Vorhandensein für den Mikroorganismus existentiell ist. Wird nun die Herstellung dieser Proteine durch die Aminoglykoside gestört, bedeutet dies auf Dauer das Absterben der Zelle.

Aminoglykoside werden vor allem bei schweren Infektionen eingesetzt, jedoch eher lokal, also auf begrenzte Körperregionen beschränkt, wie zum Beispiel durch Verabreichung von Salben oder Tropfen im Auge oder in Cremes bei Haut- und Schleimhautinfektionen oder bei Verbrennungen. Als ganzheitliche, systematische Therapie eignen sie sich weniger als andere Antibiotika, da mit ihnen gravierende Nebenwirkungen einhergehen. Folgen können Ototoxizität, eine Schädigung des Hirnnervs (die zu dauerhaften Störungen des Gehörs oder des Gleichgewichtssinnes führen kann) oder eine durchaus ernstzunehmende Schädigung der Nieren sein.

5 Vgl. Dörrenbächer, 2006, S. 332 f.; Vgl. Lehle et al. 2010, S. 292 ff.

12. Welche der folgenden Aussagen lassen sich aus dem Text ableiten?

I. Aminoglykoside gehören zu den Antiinfektiva.

II. Antibiotika können durchaus ernstzunehmende Nebenwirkungen mit sich bringen.

III. Antibiotika wirken generell indem sie die Erreger im Blut des Erkrankten abtöten.

IV. Antibiotika sollten nur lokal angewendet werden.

(A) I und II sind richtig.

(B) Nur II ist richtig.

(C) II und IV sind richtig.

(D) I, II und III sind richtig.

(E) Alle Aussagen sind richtig.

13. Welche der folgenden Aussagen lassen sich aus dem Text ableiten?

I. Aminoglykoside wirken, indem sie das Bakterium abtöten.

II. Aminoglykoside hemmen einen lebenswichtigen Stoffwechselvorgang des Erregers.

III. Aminoglykoside wirken an der Zellmembran und sind bakterizid.

IV. Aminoglykoside wirken innerhalb der Zelle und sind bakteriostatisch.

(A) I und III sind richtig.

(B) II und IV sind richtig.

(C) I und IV sind richtig.

(D) I und II sind richtig.

(E) Keine Aussage ist richtig.

6. Alles oder Nichts[6]

Ein grundlegendes Gesetz in der Neurologie ist das so genannte Alles-oder-nichts-Gesetz. Es beschreibt das Verhalten eines erregbaren Gewebes, einer Nerven- oder Muskelzelle, wenn ein Reiz auf diese einwirkt. Ist eine solche Zelle keinem akuten Reiz ausgesetzt, befindet sie sich im Zustand des Ruhepotentials. In diesem Zustand ist die Kaliumkonzentration innerhalb der Zelle um ein vielfaches höher als außerhalb, wohingegen die Natriumkonzentration außerhalb der Zelle um einiges höher ist. Natrium-Kalium-Pumpen in der Zellmembran sorgen in diesem Zustand für die Aufrechterhaltung dieses Stoffverhältnisses. Wirkt nun ein Reiz auf die Zelle ein, kommt es folglich zu einer Erregung der Zelle. Die Membran wird schlagartig deutlich durchlässiger für die Natriumionen, welche in beachtlicher Menge in die Zelle strömen, während das Kalium sie verlässt. Es kommt zu einer kurzfristigen Umkehr der Polarisation der Zelle, einer Depolarisation. Normalisiert sich nun die Permeabilität, die Durchlässigkeit, der Zellmembran wieder, tritt das Ruhepotential erneut ein. Den Vorgang von der Depolarisation bis zur Rückkehr zum Ruhepotential nennt man das Aktionspotential. Das Membranpotential der Zelle, ihre spezifische Durchlässigkeit, hat sich also kurzfristig geändert. Damit die Depolarisation eintritt ist eine bestimmte Reizintensität nötig. Hierbei ist jedoch zu beachten, dass, so lange dieser spezifische Schwellwert nicht erreicht ist, kein Aktionspotential entstehen kann. Wird der kritische Schwellwert erreicht, kommt es zur Depolarisation der Zelle und damit zum Auslösen eines Aktionspotenzials. Die Amplitude und „Intensität" des ausgelösten Aktionspotenzials ist dabei stets konstant und unabhängig von der Stärke des Reizes. Es gilt also nicht je stärker der Reiz ist, desto stärker die Reaktion (Aktionspotenzial). Daher kann es bei einem leicht unterschwelligen Reiz auch nicht zu einer abgeschwächten Reaktion kommen. Man bezeichnet dieses physiologische Verhalten demnach als das Alles-oder-nichts-Gesetz (auch ANG oder AoN-Gesetz genannt).

---

6   Vgl. Lehle et al., 2010, S. 97 f.; Vgl. Dörrenbächer, 2006, S. 24

14. Welche der folgenden Aussagen lassen sich aus dem Text ableiten?

I. Der Text behandelt ein wichtiges Prinzip der Neurologie.

II. Das beschriebene Prinzip gilt für die reizbaren Zelltypen.

III. Muskel- und Nervenzellen besitzen eine Zellmembran.

IV. Es gilt der Grundsatz je schwächer der Reiz, desto schwächer die Reaktion der Zelle, desto geringer ihr Aktionspotential.

(A) Nur II ist richtig.

(B) III und IV sind richtig.

(C) I, II und III sind richtig.

(D) Nur III ist richtig.

(E) Alle Aussagen sind richtig.

15. Welche der folgenden Aussagen lassen sich aus dem Text ableiten?

I. Um ein Aktionspotential einzuleiten ist die Depolarisation der Zellmembran nötig.

II. Normalisiert sich die Permeabilität der Zellmembran wieder, kommt es zum Aktionspotential.

III. Mit der Veränderung des Membranpotentials wird das Aktionspotential ein- und wieder ausgeleitet.

IV. Den Vorgang der Reaktion einer Zelle auf einen Reiz nennt man Ruhepotential.

(A) I, II und III sind richtig.

(B) I und III sind richtig.

(C) III und IV sind richtig.

(D) Nur I ist richtig.

(E) Alle Aussagen sind falsch.

7. Transport von Sauerstoff im Blut[7]

Zellatmung bezeichnet die Energiegewinnung in Zellen, wobei Zucker oxidiert werden. In dieser chemischen Reaktion gibt das Zucker-Molekül Elektronen an andere Stoffe ab. Dazu ist ein Transport von Sauerstoff aus den Lungen in die Zellen notwendig. Die physikalische Löslichkeit von O_2 im Blut liegt jedoch mit einem arteriellen Partialdruck des Sauerstoffes von 95 mmHg (12,63 kPa) nur bei 3 ml O_2/l, dies ist bei weitem nicht ausreichend, da bereits der Ruhesauerstoffverbrauch 300 ml/min beträgt. Um diese Menge lösen zu können sind chemische Systeme notwendig, die u.a. vom Protein Hämoglobin (Hb) geleistet werden. Ein Hb ist in der Lage vier Sauerstoffmoleküle reversibel zu binden, so wird eine maximale Aufnahmemenge von 1,34 ml Sauerstoff pro 1g Hb erreicht (Hüfner-Zahl). Das Hämoglobin ist ein heterotetrameres Polypeptid, d.h. es besteht aus vier Untereinheiten, von denen jeweils zwei identisch sind. Die Struktur jeder der vier Untereinheiten ist dominiert von α-Helices und trägt ein Eisen-II-Kation (Fe^{2+}), welches das Sauerstoffmolekül in einer sogenannten Oxygenation binden, bzw. in einer Deoxygenation lösen kann – das Protein wird folglich als Oxyhämoglobin bzw. Deoxyhämoglobin bezeichnet. Das Eisen-II-Kation muss innerhalb der Proteinstruktur geschützt sein, um nicht zum Eisen-III-Kation (Fe^{3+}) oxidiert zu werden, da dieses nicht mehr zum Sauerstofftransport fähig ist. Das Hämoglobin besitzt interessante spektroskopische (d.h. farbliche) Eigenschaften, DeoxyHb, welches nur ein Fe^{2+} trägt, ist dunkelrot mit blauem Farbanteil, das OxyHb mit Fe^{2+} und O_2 ist hellrot und das oxidierte Fe^{3+}-Hb (sog. Methämoglobin) ist braun. Dies macht man sich in der klinischen Anwendung zunutze: über eine spektroskopische Messung am Finger wird die Sauerstoffsättigung des Blutes aus dem Lichtabsorptionsverhältnis von OxyHb und DeoxyHb bestimmt (Oxymetrie). Desweiteren ist eine Kooperativität beobachtbar, das heißt mit jeder Oxygenation eines Eisenkations wird die Oxygenation der übrigen Eisenkationen des Hb erleichtert und umgekehrt. So kann die Sauerstoffaufnahme in der Lunge und die weitere Abgabe optimiert werden. Es gibt eine große Vielfalt an sauerstofftransportierenden Proteinen, wie Myoglobin, welches nur ein Eisenkation trägt, aber den Untereinheiten des Hb sehr ähnelt. Das Hb selbst besitzt häufig Mutationen, man spricht von divergenter Evolution des Proteins. Es ist nur wichtig, dass die Struktur und die Sauerstoffbindungseigenschaften nicht verändert werden. Angeborene Störungen der Hämoglobinfunktion sind jedoch relativ häufig, wie z.B. die Sichelzellanämie.

---

7   Vgl. Pape et al., 2010, S. 275 ff.; Vgl. Binnewies et al. 2011, S. 568, 697 f.; Vgl. Müller-Esterl & Brandt, 2004, S. 144 ff.

16. Welche der folgenden Aussagen lassen sich aus dem Text ableiten?

I. Bei einer Hb-Konzentration von 150 g/l werden ca. 200 ml O_2 pro Liter Blut aufgenommen.

II. Bei einer Deoxygenation wird das Eisen-II-Kation reduziert.

III. Hämoglobin und Myoglobin erhöhen die physikalische Löslichkeit von Sauerstoff in Blut.

IV. Im Protein Myoglobin ist keine Kooperativität beobachtbar, da es nur ein Eisenkation besitzt.

(A) I und IV sind richtig.
(B) I und II sind richtig.
(C) I, III und IV sind richtig.
(D) II und IV sind richtig.
(E) Alle Aussagen sind richtig.

17. Welche der folgenden Aussagen lassen sich aus dem Text ableiten?

I. Bei dem Oxy- und Deoxygenationsprozess verändert das Eisen-II-Kation seine Ladung nicht.

II. Der Prozess der Zuckeroxidation wird als Zellatmung bezeichnet.

III. Die Sichelzellanämie ist eine Veränderung des Hämoglobins ohne Auswirkung auf dessen Funktion.

IV. Die Oxymetrie wird erst durch den Effekt der Kooperativität möglich gemacht.

V. Der Sauerstoff im Blut wird hauptsächlich durch Methämoglobin transportiert.

(A) I, II und IV sind richtig.
(B) II, III und IV sind richtig.
(C) I, III und IV sind richtig.
(D) I und II sind richtig.
(E) Alle Aussagen sind richtig.

8. Die Entschlüsselung des Genoms[8]

Die DNA stellte für die Menschen schon seit jeher ein großes Mysterium dar. Heute sind die Forscher zwar schon einen riesigen Schritt in der Erforschung weiter, allerdings ist das menschliche Genom längst noch nicht vollständig erforscht. Alles begann mit der Entdeckung einer aus dem Zellkern kommenden milchigen Substanz, welche zuerst von Friedrich Miescher beschrieben wurde. Anderen Forschern gelang es dann aus dieser Substanz Proteine und Nukleinsäuren zu isolieren. Später konnten die in den Nukleinsäuren enthalten Basen als Adenin, Thymin, Guanin und Cytosin identifiziert werden. Zudem wurden weitere Bausteine der DNA entschlüsselt: Zucker und Phosphate. Nachdem nun alle Bestandteile der DNA zugeordnet werden konnten, versuchten sich zahlreiche Forscher an einem räumlichen Modell zur Verknüpfung aller Bestandteile. Letztlich war es das 1953 veröffentlichte Strukturmodell von James Watson und Francis Crick, welches sich durchsetzte und offizielle Anerkennung fand. Diesem Modell zufolge bilden die Basen Thymin und Adenin sowie Cytosin und Guanin mittels Wasserstoffbrückenbindungen Paare. Diese Basenpaare sind mit den Zuckern verknüpft welche wiederum über Phosphatverbindungen mit weiteren Zucker-Basenpaar-Komplexen in Verbindung stehen. Dadurch ergibt sich die Struktur einer Doppelhelix, das heißt jeweils zwei DNA-Einzelstränge winden sich umeinander zu einem Doppelstrang. Man unterscheidet zwei Formen von Doppelhelices: Typ 1 besteht aus zwei umeinanderlaufenden einfachen Helices, man bezeichnet ihn auch als zweigängige Schraube. Typ 2 besteht im Gegensatz dazu aus nur einem Strang. Dieser ist zu einer Helix gewunden, die ihrerseits wiederum zu einer Helix mit größerem Radius gewunden ist. Diesen Typ nennt man auch Doppelwendel. Die DNA entspricht dem Typ 1. Die eigentlichen Helices werden vom Rückgrat der DNA gebildet, das aus Phosphaten und Zuckern besteht. Die sogenannten Sprossen sind die Basen. Beim Menschen ist die DNA doppelsträngig angeordnet. Der Abstand zwischen den Strängen ist überall gleich, es entsteht eine regelmäßige Struktur. Die ganze Helix hat einen Durchmesser von ungefähr 2 Nanometern (nm) und windet sich mit jedem Zuckermolekül um 0,34 nm weiter. Die Ebenen der Zuckermoleküle stehen in einem Winkel von 36° zueinander, und eine vollständige Drehung wird folglich nach 10 Basen (360°) und 3,4 nm erreicht. Beim Umeinanderwinden der beiden Einzelstränge verbleiben seitliche Lücken, so dass hier die Basen direkt an der Oberfläche liegen. Von diesen Furchen gibt es zwei, die sich um die Doppelhelix herumwinden. Die große Furche ist 2,2 nm breit, die kleine Furche nur 1,2 nm. Eine spezielle Form der Doppelhelix findet sich in der Struktur von Keratinen in Aktinfilamenten. Das Besondere bei diesem Strukturprotein ist, dass die Einzelstränge bei dieser Doppelhelix vom Typ 1 selbst zu einer Helix gewunden sind, für sich also eine Doppelwendel vom Typ 2 darstellen. In solchen Fällen spricht man von einer Coiled-Coil-Struktur, bei der bis zu sieben Einzelstränge beteiligt sein können. Auf der DNA befinden sich unterschiedlich lange Genabschnitte, welche aus einer unterschiedlichen Anordnung der Basen bestehen. Jeweils drei Basen codieren dabei für eine Aminosäure und diese Aminosäuren lagern sich dann zu Proteinen zusammen, welche für die Steuerungs- und Regulationsmechanismen im Körper verantwortlich sind. 1977 entwickelte eine Gruppe von Wissenschaftlern eine Methode zur Sequenzierung der DNA. Mittels dieser Methode konnte nun die Basenfolge kompletter Genabschnitte bestimmt werden, was wiederum dazu führte, dass man nun feststellen konnte, welche Gene mit welcher Funktion des Körpers zusammen hängen. Zu Beginn des 21. Jahrhunderts gelang es dann endlich das Genom des Menschen vollständig zu entschlüsseln. Ebenso wurden neue Methoden der DNA-Behandlung eingeführt. So war es nun zum Beispiel möglich DNA zu vervielfältigen oder gezielt zu schneiden und neu zusammen zu setzen.

---

8   Vgl. Storch et al., 2013, S. 219 ff.; Vgl. Wikipedia – Doppelhelix, 2013; Vgl. Wikipedia – DNA, 2013

18. Welche der folgenden Aussagen lassen sich aus dem Text ableiten?

I. Die DNA des Menschen besteht unter anderem aus Adenin, Thymin, Guanin und Cytosin, welche als Basen eine wichtige Rolle in der Struktur der DNA spielen.

II. In der DNA wird die Bindung zwischen Adenin und Thymin durch Wasserstoffbrücken ermöglicht.

III. Nach dem Modell von Watson und Crick besteht die DNA-Helix aus vier DNA-Einzelsträngen.

IV. Nach dem DNA-Modell von Watson und Crick besteht die DNA aus Zucker, Phosphat und Nukleinsäurebasen.

(A) I und II sind richtig.
(B) Nur II ist richtig.
(C) II und IV sind richtig.
(D) I, II und IV sind richtig.
(E) Alle Aussagen sind richtig.

19. Welche der folgenden Aussagen lassen sich aus dem Text ableiten?

I. Eine Coiled-Coil-Struktur bezeichnet eine Helix, die wiederum zu einer Helix gewunden ist.

II. Sequenzierung bezeichnet eine Methode zur Aufschlüsselung der Abfolge von Aminosäuren eines Genomabschnittes.

III. Die größere der beiden Furchen ist 2,2 nm breit.

(A) Nur I ist richtig.
(B) I und III sind richtig.
(C) Nur III ist richtig.
(D) I und II sind richtig.
(E) Alle Aussagen sind richtig.

20. Welche der folgenden Aussagen lassen sich aus dem Text ableiten?

I. Proteine sind aus Aminosäuren aufgebaut, die auf je drei Basen der DNA codiert werden.

II. Nach 100 Basenpaaren hat sich die DNA 10-mal um die eigene Achse gewunden und um 34 nm weiter gedreht.

III. Auf einem DNA-Abschnitt mit 42 Basenpaaren wird ein Protein mit einer Länge von 13 Aminosäuren codiert.

(A) Nur I ist richtig.
(B) I und II sind richtig.
(C) I und III sind richtig.
(D) Nur II ist richtig.
(E) Alle Aussagen sind richtig.

9. Antikörper, Komponenten des Immunsystems[9]

Immunoglobuline, wie die Antikörper auch genannt werden, sind Proteinmoleküle höherer Wirbeltiere, die von Plasmazellen produziert werden. Sie dienen dazu, Antigene zu erkennen und zu binden, sodass der Antigen-Antikörper-Komplex von anderen Zellen erkannt und für den Körper durch verschiedenste Methoden, wie zum Beispiel die Zerstörung durch andere Zellen, unschädlich gemacht wird. Beim Menschen gibt es fünf verschiedene Klassen von Antikörpern, welche jeweils unterschiedliche Formen und Funktionen aufweisen. Einige Antikörper sind allerdings durch eine somatische (körperliche) Hypermutation während der Reifung in der Lage mittels Punktmutationen die Klasse zu wechseln. Die Form der Antikörper erinnert an ein Y, wobei dieses dann noch einmal in zwei leichte und zwei schwere Ketten unterteilt wird. Dadurch hat ein Immunoglobulin ein ungefähres Molekulargewicht von 150 000 Da. Zusätzlich findet eine Unterteilung in konstante und variable Regionen statt. Die konstanten Regionen sind innerhalb einer Art bei allen Antikörperklassen identisch, wohingegen die variablen Regionen sich je nach Antikörper unterscheiden, um viele verschiedene Antigene binden zu können. Antikörper wirken sehr spezifisch, da nur einige Antigene von bestimmten Antikörperklassen gebunden werden können. Die Antigen-Antikörperbindung ist reversibel und wird durch Wasserstoffbrücken, elektrostatische Bindungen, Van-der-Waals-Kräfte sowie hydrophobe (wasserabweisende) Wechselwirkungen ermöglicht. Antikörper befinden sich im gesamten menschlichen Körper mit Ausnahme des Gehirns, welches für gewöhnlich frei von Antikörpern ist. Die möglichen Verwendungszwecke für Antikörper sind vielfältig. So lassen sich mithilfe von Antikörpern Antigene nachweisen, was man sich zum Beispiel in Schwangerschaftstests zunutze machen kann. Im Falle einer Schwangerschaft wird nämlich vermehrt das Hormon HCG (Humanes Choriongonadotropin) gebildet. Dieses lässt sich mit bestimmten Antikörpern als Antigen nachweisen. Der Antigen-Antikörperkomplex löst dann eine Farbreaktion aus, welche für ein positives Ergebnis steht. Des Weiteren lassen sich mit Antikörpern auch Impfstoffe herstellen, um den Körper zu immunisieren. So gibt es die passive Immunisierung bei der dem Körper Antikörper eines bereits immunisierten Individuums gegeben werden. Diese Immunisierung wirkt schnell, aber dementsprechend nur über eine kurze Dauer von etwa drei Monaten und muss gegebenenfalls wiederholt werden. Die andere Form ist die aktive Immunisierung. Dabei werden dem Körper tote oder abgeschwächte Krankheitserreger bzw. Antigene gespritzt, woraufhin Antikörper produziert werden und sich Gedächtniszellen bilden. Dadurch stehen bei erneutem Kontakt mit diesem Antigen schnell viele Antikörper zur Verfügung und der Erreger kann unschädlich gemacht werden.

---

9   Vgl. Schütt & Bröker, 2011, S. 5 ff.

21. Welche der folgenden Aussagen lassen sich aus dem Text ableiten?

I. Antikörper existieren beim Menschen in verschiedenen Klassen und sind Bestandteil des Immunsystems höherer Wirbeltiere.

II. Antikörper sind in der Regel nicht in allen Organen des menschlichen Körper zu finden.

III. Wenn die Antikörper funktionieren und in ausreichender Menge vorhanden sind, helfen sie den Körper vor Krankheitserregern zu schützen.

(A) Nur I ist richtig.

(B) Nur II ist richtig.

(C) I und III sind richtig.

(D) II und III sind richtig.

(E) Alle Aussagen sind richtig.

22. Welche der folgenden Aussagen lassen sich aus dem Text ableiten?

I. Die Bindung eines Antikörpers an ein Antigen lässt sich nicht wieder lösen, da die Bindung sehr stark ist.

II. Die Bindung zwischen Antikörper und Antigen ist unspezifisch, d. h. jeder Antikörper kann eine Vielzahl von Antigenen binden.

III. Die fünf Antikörperklassen unterscheiden sich durch ihre konstante und variable Region untereinander.

(A) Nur I ist richtig.

(B) Nur II ist richtig.

(C) Nur III ist richtig.

(D) I und III sind richtig.

(E) Keine Aussage ist richtig.

23. Welche der folgenden Aussagen lassen sich aus dem Text ableiten?

I. Antikörper werden in der Medizin zum Nachweis bestimmter Antigene verwendet.

II. Bei der sogenannten aktiven Immunisierung werden Antikörper injiziert.

III. Eine passive Immunisierung hat nur eine relativ kurze Wirkungsdauer und führt nicht zur Ausbildung von Gedächtniszellen.

(A) Nur I ist richtig.

(B) I und III sind richtig.

(C) Nur II ist richtig.

(D) II und III sind richtig.

(E) Alle Aussagen sind richtig.

10. Syphilis und Malaria[10]

Psychische Störungen können durchaus ihren Ursprung in rein körperlichen Ursachen haben. Zu dieser Erkenntnis trug der Psychiater Julius Wagner-Jauregg mit seiner Forschung nach Therapiemethoden der progressiven Paralyse erheblich bei. Es war bereits bekannt, dass das Spätstadium der Neuro-Lues (oder Neurosyphilis) auf eine vorhergegangene Syphilis-Infektion zurückzuführen ist. Der Patient leidet hierbei infolge des fortschreitenden Abbaus von Nervengewebe in Gehirn und Rückenmark unter immensen psychischen Störungen, gekennzeichnet durch extreme Wesensveränderungen, zum Beispiel in Form von Demenz, Wahnideen und Halluzinationen. Wagner-Jauregg beobachtete bei einer seiner klinischen Patientinnen, die an oben genannten Symptomen litt, eine deutliche Verbesserung ihrer Geistesstörung während einer hoch fieberhaften Infektionskrankheit. Schon seit der Antike wurden immer wieder Fälle beschrieben, in denen fieberhafte Erkrankungen Einfluss auf diverse Krankheitsbilder, auch jene psychischer Natur, gehabt haben sollen. Daraufhin ging Wagner-Jauregg allen in seiner Klinik bekannten Fällen von Symptombesserung bei psychotischen Patienten nach zufällig auftretenden fieberhaften Infektionen auf den Grund und konzentrierte seine Forschung zusehends in Richtung der progressiven Paralyse. Da er in der präantibiotischen Ära forschte, galt von der vorausgehenden Syphilisinfektion bis hin zur daraus folgenden Neuro-Lues das gesamte Krankheitsbild noch als unheilbar. Wagner-Jauregg begann gezielt Patienten mit fiebrigen Infektionen zu infizieren um eine Besserung im psychischen Krankheitsbild zu erlangen, wobei er zunächst mit verschiedenen Erregern wie Rotlauf-Streptokokken das Fieber zu erzeugen versuchte. Schließlich kam er zu der Idee die durch ihren hoch fieberhaften Charakter bekannte Malaria zu verwenden, welche sich als besonders geeignet darstellte, denn das damit erzeugte Fieber konnte man bereits mit Chinin wieder beseitigen. Das so entdeckte Fieberprovokationsverfahren führte der Psychologe durch, indem er den psychisch kranken Patienten 5–10 ml Impfmalaria, d. h. mit Malaria infiziertes Blut, intravenös oder intramuskulär (direkt in die Blutbahn oder in den Muskel) injizierte. Das Blut war dem erkrankten Spender inmitten eines Fieberschubs entnommen worden. Die auf diese Weise übertragenen Erreger wurden nach fünf bis zehn Fieberschüben des Empfängers – wobei diese etwa alle 48 Stunden auftreten und jeweils mindestens 12 Stunden anhalten – mit Chinin wieder abgetötet. Den Krankheitsverlauf kontrollierte er wenn nötig durch die Verabreichung kleiner Mengen Chinin, um die Fieberschübe und die Fieberhöhe durch angemessene Verkleinerung der Parasitenmenge im Blut einzudämmen. Damit versuchte er ungewollte Nebenwirkungen der Behandlung, wie Herz-Kreislaufprobleme oder drohendes akutes Nierenversagen, durch die starke körperliche Belastung bei hohem Fieber zu verhindern. Durch die Plasmodien (Malriaerreger) wurde das Immunsystem der Patienten aktiviert, wodurch nun auch die Syphilis vom Körper bekämpft wurde. Dies führte in der Folge meist zu einer deutlichen bis kompletten Remission (Abklingen der Krankheitssymptome). Wagner-Jauregg erzielte mit seiner revolutionären Behandlung bahnbrechende Erfolge, wofür man ihm, wenn auch um drei Jahrzehnte verspätet, 1927 den Nobelpreis in Medizin überreichte. Seine Forschungsergebnisse hielt er in seinem Werk „Verhütung und Behandlung der progressiven Paralyse durch Impfmalaria" (Handb. d. experim. Therapie, Erg. Bd. München 1931) fest. In heutiger Zeit wurde die Methode der Fieberprovokation durch Infektionskrankheiten zum Beispiel zur Behandlung von Borelliose vorgeschlagen und versuchsweise eingesetzt. Sie gilt aber im Allgemeinen als überholt, da sie gegenüber moderneren Verfahren, wie dem Einsatz von Antibiotika, geringe Erfolgsaussichten hat und die zahlreichen möglichen Nebenwirkungen umgangen werden können.

---

10   Vgl. Schott & Tölle, 2006, S. 80 f.; Vgl. NobelFoundation, 1965; Vgl. Regal & Nanut, 2015

24. Welche der folgenden Aussagen lassen sich aus dem Text ableiten?

I. Das Fieberprovokationsverfahren war für Patienten mit vorrausgehenden Herz-Kreislauferkrankungen nur unter erhöhtem Risiko anwendbar.

II. Das dargestellte Verfahren konnte durch die Entdeckung des Antibiotikums weitreichend abgelöst werden.

III. Julius Wagner-Jauregg wies mit seiner Forschung nach, dass die Ursache aller psychischen Störungen einen somatischen Ursprung hat.

IV. Julius Wagner-Jauregg entdeckte Chinin als wirkungsvolles Gegenmittel gegen die Malaria.

V. Zur Therapie eines an progressiver Paralyse leidenden Patienten kann das Blut eines jeden Menschen genutzt werden, der bereits mindestens einmal in seinem Leben an Malaria erkrankt war.

(A) Nur III ist richtig.

(B) I, II und V ist richtig.

(C) II, III und V ist richtig.

(D) I und II ist richtig.

(E) Alle Aussagen sind richtig.

25. Welche der folgenden Aussagen lassen sich aus dem Text ableiten?

I. Die progressive Paralyse ist ein Krankheitsstadium der Malaria.

II. Malaria wird durch Plasmodien verursacht und ist gekennzeichnet durch intervallartige Fieberschübe.

III. Die psychiatrischen Symptome der Neurosyphilis haben einen somatischen Ursprung.

(A) Nur I ist richtig.

(B) Nur III ist richtig.

(C) II und III sind richtig.

(D) I und II ist richtig.

(E) Alle Aussagen sind richtig.

11. Funktionen des Magens[11]

Der Magen ist das erste Organ im Verdauungstrakt, welches die aufgenommene Nahrung speichert und durch Säuresekretion einen ersten Schritt der Verdauung bewältigt. Er besitzt sekretorische (Säure und Enzymausscheidung), motorische (muskulär angetriebene Durchmischung) und humorale (hormonelle) Funktionen und wird in vier funktionelle Bereiche (Kardia, Fundus, Korpus und Antrum) unterteilt. Der proximale Magen ist das obere Drittel. Der distale Magen sind die unteren zwei Drittel. Die Zellen des Magens sondern täglich ca. 2 L Flüssigkeit (Schleim, Enzyme, HCl-Säure und NaCl-Lösung) unterschiedlichen pH-Wertes ab. Während der Ruhephase – interdigestive Phase – beträgt die Natriumionenkonzentration des Sekretes 140–150 mmol/L und der pH-Wert steigt auf bis zu 7. Befindet sich der Magen im Verdauungsprozess – digestive Phase – so sinkt die Na^+-Konzentration und wird durch H^+ ersetzt. Der pH-Wert sinkt auf bis zu unter 1 (die H^+-Konzentration beträgt hierbei bis über 100 mmol/L), was einem sauren Magenmilleu entspricht. Die ablaufenden Signalmechanismen auf molekulaker Ebene sind noch nicht alle vollständig bekannt, jedoch die zellulären Mechanismen der Säuresekretion. Um im Magen einen pH-Wert von 1 zu erreichen, während der pH-Wert des umgebenden Gewebes bei 7 bleiben soll, muss ein H+(Proton)-Gradient von 1 000 000:1 erzeugt und gehalten werden. Essentiell dafür ist die H^+/K^+-ATPase (auch als Protonen-Kalium-Pumpe oder kurz „Protonenpumpe" bezeichnet) der Parietalzellen (säuresekretierende Zellen der Mageninnenwand). In den Zellen wird enzymatisch durch die Carboanhydrase aus Wasser und Kohlenstoffdioxid ein Proton und das Gegenion Hydrogencarbonat (HCO_3^-) gebildet. Hydrogencarbonat wird über einen Cl^-/HCO_3^--Antiporter mit einem Chlorid (Cl^-) aus der Blutbahn ausgetauscht. Das Chlorid kann über spezielle Kanäle direkt in den Magenraum abgegeben werden. Ebenso gibt es in der Zelle für Natrium und Kaliumkationen Transportkanäle direkt in den Magenraum hinein. Das in der Zelle gebildete Proton kann mit Hilfe der Protonen-Kalium-Pumpe aus der Zelle hinaus in den Magen geschleust werden. Im Austausch wird hierzu jedoch ein im Magen befindliches Kaliumion in die Zelle transportiert, welches durch die vorhandenen Kanäle wiederum in den Magen zurück wandern kann. Es gibt eine ganze Reihe von protonenpumpenstimulierenden (Acetylcholin, Gastrin, Histamin) und -hemmenden Hormonen (Somatostatin, CCK, Sekretin, VIP, GIP, Neurotensin, PYY, Prostaglandin), die durch Rückkoppeleffekte miteinander in Wechselwirkung treten. Zusätzlich können diese Hormone auch durch den Nervus Vagus (10. Hirnnerv) reguliert werden, der die Sekretion der Magensäure stimuliert. Einzelne Bestandteile von Nahrungsmitteln, die in Kaffee, Wein oder Bier vorhanden sind, können zusätzlich die Säuresekretion stimulieren. Ist der Magen „gereizt" oder weist eine Verletzung auf, sollte ein pH-Abfall vermieden werden. Hierzu gibt es spezielle Medikamente die als „Protonenpumpenhemmer" klassifiziert werden. Die Magenmotorik ist für die Durchmischung des Nahrungsbreis, aber auch für die kontrollierte und gleichmäßige Weitergabe an den Dünndarm verantwortlich, die durch den Nervus Vagus gesteuert wird. Darüber hinaus wird die Magenmotorik auch durch einen bereits beim Schlucken hervorgerufenen Reflex oder durch die Dehnung eines vollen Magens angeregt.

---

11 Vgl. Pape et al., 2010, S. 416 ff.

26. Welche der folgenden Aussagen lässt/lassen sich aus dem Text ableiten?

I. Der Kaliumionentransport kann als geschlossener Kreislauf (K$^+$-Rezirkulation) stattfinden.

II. Wenn man den Nervus vagus durchtrennt, wird weniger Säure im Magen sekretiert.

III. Protonenpumpenhemmende Medikamente besitzen eine säurepuffernde Wirkung, in dem sie die Protonen binden.

IV. Zum Aufbau eines Protonengradienten muss die Zellmembran der Parietalzellen für Protonen durchlässig sein.

(A) I und II sind richtig.

(B) I und III sind richtig.

(C) II und III sind richtig.

(D) Nur II ist richtig.

(E) Alle Aussagen sind richtig.

27. Welche der folgenden Aussagen lässt sich aus dem Text ableiten?

(A) Die Säuresekretion wird durch Kaffee, Wein, Acetylcholin und Gastrin angeregt.

(B) Die Säuresekretion wird neben dem Nervus vagus durch den Schluckreflex stimuliert.

(C) Die Magenmotorik transportiert den Mageninhalt in den Dickdarm.

(D) Die Parietalzellen des Magens befinden sich hauptsächlich im Bereich der Kardia.

(E) Kaffee und Wein können bei einer Verletzung des Magens unbedenklich weiter zugeführt werden.

28. Welche der folgenden Aussagen lässt sich aus dem Text ableiten?

(A) Gastrin und Sekretin stimulieren gemeinsam die Magensäureproduktion.

(B) Fällt der pH ab, wird der Magen weniger sauer.

(C) Die H$^+$/K$^+$-ATPase transportiert H$^+$ und K$^+$ in die gleiche Richtung.

(D) Der Nervus vagus steuert neben der Magensäuresekretion auch die Motorik des Magens.

(E) Die Carboanhydrase transportiert HCl-Säure in den Mageninnenraum.

12. Reflexe[12]

Seit Urzeiten hat der menschliche Organismus Strategien entwickelt, sich selbst zu schützen. Ein wichtiges Prinzip hierbei ist die Ausbildung von Reflexen. Das Phänomen des nach oben schnellenden Unterschenkels, wenn der Arzt auf eine Stelle direkt unter der Kniescheibe schlägt, ohne das bewusst der Befehl für diese Bewegung gegeben oder sie auch nur vom Patienten selbst vorausgesehen wurde, ist jedem bekannt. Genau so läuft uns auch das Wasser im Munde zusammen, wenn wir hören, dass das Mittagessen fertig ist. Es handelt es sich durchaus in beiden Fällen um einen Reflex, man unterscheidet jedoch zwischen den bedingten und den unbedingten Reflexen. Der bedingte Reflex muss erlernt werden und kann ebenso auch wieder vergessen werden; der unbedingt Reflex ist angeboren. Diesen Sachbestand beschrieb erstmals der russische Mediziner und Physiologe Iwan Petriwitsch Pawlow, der den Effekt der Speichelsekretion bereits ab der Wahrnehmung eines Geräusches, dass die Fütterung ankündigte, beschrieb. So wies Pawlow die Existenz eines nicht angeborenen, sondern vom Hund durch ständige Wiederholung erlernten Reflexes nach. Ihm gegenüber steht der unbedingte Reflex, eine angeborene, unwillkürlich-automatische Antwort des Organismus auf einen Reiz, der meist dem Selbstschutz dienen soll. Diesbezüglich unterscheidet man zwischen den Fremdreflexen und den Eigenreflexen. Während bei Fremdreflexen, zu denen beispielsweise der Niesreflex zählt, das den Reiz empfangende Sinnesorgan (Rezeptor) und das den Reflex ausführende Erfolgsorgan (Effektor) anatomisch getrennt gelegen sind, liegt beim Eigenreflex der Rezeptor im Erfolgsorgan. Reflexe laufen allein im ZNS, dem zentralen Nervensystem ab, zu dem beim Menschen Gehirn und Rückenmark zählen. Der Reiz wird allerdings überhaupt nicht bis zum Gehirn weitergeleitet, sondern im sogenannten nervösen Zentrum des Reflexes, einer Art Schaltstelle (im Falle des Patellarsehenenrefexes (Kniesehenenreflexes) im Rückenmark), vom eingehenden Nerv auf den zurück zum Effektor führenden Nerv umgeleitet. Der Effektor kann reagieren, ohne dass die Information über den Reiz das Gehirn überhaupt erreicht hätte. So kommt es zu einer für den Patienten völlig unbewussten und unvorhersehbaren Reaktion.

12   Vgl. Leistner & Breckle, 2014; S. 486; Vgl. Dörrenbächer, 2006, S. 411 ff.; Vgl. Richter, 2013

29. Welche der Aussagen lässt/lassen sich aus dem Text ableiten?

I.   Alle Reflexe sind angeboren.

II. Reflexe haben oft ihren Sinn im Selbstschutz des Organismus.

III. Man unterscheidet zwischen angeborenen und erlernten Reflexen.

IV. Erlernte Reflexe bezeichnet man als bedingte, angeborene als unbedingte Reflexe.

V.   Zur Ausführung eines Reflexes ist das Gehirn als Umschaltstelle von Bedeutung.

(A) I, II und III sind richtig.

(B) II, III und IV sind richtig.

(C) II, III und V sind richtig.

(D) IV und V sind richtig.

(E) Alle Aussagen sind richtig.

30. Welche der Aussagen lässt/lassen sich aus dem Text ableiten?

I.   Pawlow veranschaulichte in seinem Experiment den Ablauf des bedingten Reflexes.

II. Beim Niesreflex liegt der Rezeptor anatomisch getrennt vom Effektor des Reflexes.

III. Wenn man vom ZNS spricht, ist damit u. a. das Rückenmark gemeint.

IV. Das nervöse Zentrum das Patellarsehenenreflexes liegt nicht im zentralen Nervensystem.

V.   Im Falle des Patellarsehenenreflexes kann man das Rückenmark als eine Art Schaltstelle bezeichnen.

(A) I, II, III und V sind richtig.

(B) II und III sind richtig.

(C) I, II und V sind richtig.

(D) IV und V sind richtig.

(E) Alle Aussagen sind richtig.

13. Kohlenhydrate[13]

Kohlenhydrate sind komplexe chemische Verbindungen, die sowohl im menschlichen als auch im tierischen und pflanzlichen Organismus von großer Bedeutung sind. Diese Komplexe bestehen dabei immer aus den Elementen Kohlenstoff (C), Wasserstoff (H) und Sauerstoff (O). In Mensch und Tier werden Kohlenhydrate mit Hilfe von Sauerstoff veratmet, wobei Energie frei wird. Durch das Verzehren von u. a. Pflanzenteilen gelangen die Kohlenhydrate in den menschlichen Organismus und legen dabei einen langen und komplizierten Weg zurück. Lange Kohlenhydratketten (Polysaccharide, wie z. B. Glycogen, tierische Stärke) werden in Mund und Magen von einem Enzym, der sog. Amylase, zu einfachen Zuckern gespalten und damit für den Körper aufnahmefähig gemacht. Bei Menschen ist die alpha- Amylase vorherrschend und man findet hier fünf Isoformen (Moleküle mit identischer Zusammensetzung). Drei Enzym-Isoformen kommen im Speichel vor und werden als Speichel-Amylase bezeichnet und von den Genen AMY1A, AMY1B, AMY1C kodiert. Daneben kommen in der Bauchspeicheldrüse zwei weitere Enzym-Isoformen vor, die als Pankreas-Amylase bezeichnet werden und durch die Gene AMY2A und AMY2B kodiert werden. In der Bauchspeicheldrüse (Pankreas) werden diese Enzyme in den sog. Azinuszellen gebildet und dann über den Ausführungsgang (Ductus pancreaticus, Wirsung Gang) in den 12-Fingerdarm ausgeschüttet. Der 12-Fingerdarm schließt an den Magen direkt an. Im Normalfall gelangt nur ein geringer Teil der Pankreas-Amylase ins Blut. Eine akute Entzündung des Pankreas (Pankreatitis) wird in der Regel durch einen Stein verursacht, der die gemeinsame Mündung des Ductus pancreaticus und des Hauptgallengangs (Ductus choledochus) in den 12-Fingerdarm verlegt. Der Rückstau führt zu einer Veränderung der Durchlässigkeit der Zellen und die Pankreas-Amylase wird neben anderen Enzymen in den Zellzwischenraum und die Blutbahn freigesetzt. Eine andere häufige Ursache einer Pankreatitis ist Alkoholmissbrauch. Bei einer akuten Pankreatitis steigt die Pankreasamylase 2–12 Stunden nach Einsetzen der Bauchschmerzen über 150 U/l an und sinkt, aufgrund von nachlassender Enzym-Aktivität im Blut, nach 1–2 Tagen wieder auf den Normalwert von 53 U/l ab. Bei den aktuellen Testmethoden wird etwa 3% Speichel-Amylase in der Blutprobe mitbestimmt. Diese findet man in Speichel und Schweiß mit denen das Probenmaterial auf keinen Fall verunreinigt sein darf. Es besteht kein Zusammenhang zwischen der Schwere der Erkrankung und der Höhe der Enzymaktivität im Blut. Die Bestimmung ist deshalb nur für die Diagnose, nicht aber für den Verlauf oder die Vorhersage des Krankheitsverlaufs, geeignet. Die Bestimmung der Pankreas-Amylase bei chronischer Pankreatitis und bei Pankreastumoren ist nicht sehr sensitiv, d. h. der Wert ist oft trotz Erkrankung unterhalb des Normalwerts.

13   Vgl. Wikipedia – Amylase, 2014; Vgl. Wikipedia – Pankreatitis, 2014

31. Welche der Aussagen lässt/lassen sich aus dem Text ableiten?

I. Kohlenhydrate sind wichtige Nahrungsbestandteile und bestehen aus Sauerstoff, Wasserstoff und Kohlenstoff.

II. Lange Kohlenhydratketten werden in Mund und Magen durch die sog. Pankreas-Amylase in kleinere Zuckermoleküle gespalten.

III. Die Speichel-Amylase wird von der Bauchspeicheldrüse produziert und ausgeschüttet.

IV. Der Wirsung Gang und der Ductus choledochus haben eine gemeinsame Mündung.

V. Im menschlichen Körper kodieren fünf Gene für die Isoformen der Amylase.

(A) I und IV sind richtig.
(B) II ist richtig.
(C) III und IV sind richtig.
(D) I, IV und V sind richtig.
(E) Alle Aussagen sind richtig.

32. Welche der Aussagen lässt/lassen sich aus dem Text ableiten?

I. Der Nachweis von Amylase in einer Blutprobe, spricht für eine Pankreatitis.

II. In der Regel wird die Speichel-Amylase und die Pankreas-Amylase als ein Wert bestimmt.

III. Ein erhöhter Amylase-Wert im Blut kann u. a. für eine akute/chronische Pankreatitis oder ein Pankreas-Tumor sprechen.

IV. Bei einer akuten Pankreatitis kann der Wert der Amylase auf bis zum dreifachen des Normalwertes ansteigen.

V. Die Höhe der Amylase-Konzentration im Blut korreliert beim Verlauf einer akuten Pankreatitis mit der Schwere der Krankheit.

(A) I und IV sind richtig.
(B) Nur II ist richtig.
(C) II, III und IV sind richtig.
(D) II, IV und V sind richtig.
(E) Alle Aussagen sind richtig.

14. Arterielle Hypertonie[14]

Als arterielle Hypertonie wird ein erhöhter Blutdruck bezeichnet, der in drei Schweregrade eingeteilt wird: Ein normaler Blutdruck liegt bei 120–129/80–84 mmHg, ein hoch-normaler bei 130–139/85–89 mmHg. Hypertonie Grad 1 bezeichnet einen Blutdruck von 140–159/90–99 mmHg, Grad 2 von 160–179/100–109 mmHg und Grad 3 einen Messwert >180/>110 mmHg. Dabei bezeichnet der obere Wert den sog. systolischen Blutdruck, der bei der Auswurfphase des Herzens gemessen wird und der untere den sog. diastolischen Blutdruck, der bei Herzfüllungsphase gemessen wird. Das Risiko einer Herzkreislauf bedingten Erkrankung, wie einer verfrühten Gefäßverhärtung (Arteriosklerose), einer Linksherzinsuffizienz, einer Blutminderversorgung des Gehirns (zerebrale Ischämie) oder einer Nierenschädigung zeigt eine kontinuierliche Relation bis hin zu Blutdruckwerten von 110/70 mmHg. In westlichen Industrienationen liegt das Vorkommen des arteriellen Bluthochdrucks bei ca. 25% der Bevölkerung, bei 30% bei Farbigen in den USA und ist am häufigsten in Nordjapan. Die Häufigkeit des Bluthochdrucks steigt auch in Abhängigkeit vom Geschlecht (Männer häufiger als Frauen), vom Körpergewicht und vom sozioökonomischen Status. Die Ursache der Hypertonie ist mannigfaltig und wird in primäre (90%) und sekundäre (10%) Ursachen eingeteilt. Dabei sind sekundäre Ursachen die Folge einer anderen Grunderkrankung und primäre Ursachen, die Erkrankung an sich. Diagnostiziert wird ein erhöhter Blutdruck durch wiederholte Blutdruckmessung im Ruhezustand und an verschiedenen Tagen. Der Blutdruck sollte dabei mindestens drei Mal an zwei verschiedenen Tagen gemessen werden. Nach Feststellung eines Hochdrucks und der Einteilung in einen Schweregrad erfolgt die Abklärung auf primäre oder sekundäre Ursachen. Als sekundäre Ursachen kommen v. a. der nierenbedingte Hochdruck in Betracht, der durch eine Engstelle der Nierenarterie oder durch eine Nierengewebsveränderung (Renoparenchymatöse Erkrankung) verursacht werden kann. Eine weitere sekundäre Ursache sind Störungen des hormonellen Systems, wie das Conn-Syndrom (erhöhte Aldosteronausschüttung), das Cushing-Syndrom (erhöhte Cortisolausschüttung) oder das Phäochromozytom (erhöhte Noradrenalinausschüttung). Die primäre Ursache für Bluthochdruck (auch als essentielle Hypertonie bezeichnet) ist das Zusammenspiel verschiedener Faktoren und wird durch mehrere Gene verursacht. Hier spielen v. a. Ernährungsfaktoren (Übergewicht, Insulinresistenz, erhöhter Alkoholkonsum, vermehrte Kochsalzaufnahme) eine Rolle, wie auch Stressfaktoren, Rauchen, erhöhtes Lebensalter, Immobilität und eine niedrige Kalium- und Calciumaufnahme.

---

14   Vgl. Herold, 2010, S. 389 ff.

33. Welche der Aussagen lässt/lassen sich aus dem Text ableiten?

I. Ein erhöhter Blutdruck von 145/85 mmHg sollte behandelt werden, da das Risiko für eine zerebrale Ischämie gesteigert ist.

II. Bei einer Blutdruckmessung von 135/80 mmHg wird der obere Wert (135) während der Herzfüllungsphase gemessen.

III. Japanische Frauen mit Übergewicht haben ein höheres Risiko einen arteriellen Hypertonus zu entwickeln, als farbige Männer aus den USA ohne Übergewicht.

IV. Ein erhöhter Blutdruck ist durch eine einmalige Messung beim Arzt diagnostizierbar.

(A) I und IV sind richtig.
(B) Nur II ist richtig.
(C) II, III und IV sind richtig.
(D) Nur I ist richtig.
(E) Alle Aussagen sind richtig.

34. Welche der Aussagen lässt/lassen sich aus dem Text ableiten?

I. Ernährungsfaktoren, Rauchen und erhöhtes Lebensalter sind häufiger die Ursache für arteriellen Bluthochdruck, als nierenbedingter Bluthochdruck.

II. Als sekundäre Hypertonieformen bezeichnet man ein Spektrum an Grunderkrankungen, das Bluthochdruck zur Folge hat.

III. Als essentielle Hypertonie wird der erhöhte Blutdruck in Folge einer erhöhten Aldosteronausschüttung bezeichnet.

IV. Bei der Diagnose einer arteriellen Hypertonie mit einer Nierenarterienverengung als zugrundeliegende Ursache, wäre es zielführend die Verengung zu beheben, bevor der Blutdruck medikamentös gesenkt wird.

(A) I, II und IV sind richtig.
(B) Nur III ist richtig.
(C) II, III und IV sind richtig.
(D) II und IV sind richtig.
(E) Alle Aussagen sind richtig.

15. Laktoseintoleranz[15]

Alle neugeborenen Säugetiere bilden während ihrer Stillzeit das Enzym Laktase, das das Disaccharid Laktose (Milchzucker) in die verwertbaren Zuckerarten Galaktose und Glukose spaltet. Im Laufe der natürlichen Entwöhnung von der Muttermilch sinkt die Aktivität der Laktase auf etwa 5–10 Prozent der Aktivität bei der Geburt ab. Das gilt für den Menschen, wie für alle anderen Säugetiere. Nur bei Populationen, die seit langer Zeit Milchwirtschaft betreiben, hat sich eine Mutation durchgesetzt, die dazu führt, dass auch noch im Erwachsenenalter genügend Laktase produziert wird (Laktasepersistenz). Die erhöhte Laktaseaktivität bot einen Selektionsvorteil (Mineralstoffe, Nährwert) für diese Population. Bei mangelhafter Laktaseaktivität gelangt ungespaltene Laktose bis in den Dickdarm, wo sie von Darmbakterien aufgenommen und vergoren wird. Als Gärungsprodukte entstehen Lactat (Milchsäure) und die Gase Methan (CH_4) und Wasserstoff (H_2). Die Gase führen unter anderem zu Blähungen. Die osmotisch aktive Milchsäure zu einem Wassereinstrom in den Darm (osmotischer Diarrhoe). Letzteres resultiert in Durchfall. Die andauernden schweren Durchfälle bedeuten eine Reizung der Darmschleimhaut und können außerdem zu einer Störung der Aufnahme von Vitaminen, Mineralstoffen und Spurenelementen führen, gegebenenfalls sogar zu vermehrten Infektionen. Längerfristig kann es so zu einer Schädigung des Dünndarms kommen (Verkümmerung der Darmzotten), wodurch sich die Aufnahme von Nährstoffen insgesamt verschlechtert. Das Fehlen des Laktaseenzyms geht allerdings nicht immer mit diesen klinischen Symptomen einher. In diesem Fall spricht man von Hypolaktasie.

In Asien und Afrika betrifft die fehlende Laktasepersistenz den größten Teil der erwachsenen Bevölkerung (90 Prozent oder mehr), in Westeuropa, Australien und Nordamerika sind es 5–15 Prozent. Fehlende Laktasepersistenz gilt nur in Ländern mit verbreiteter Laktasepersistenz als Nahrungsmittelunverträglichkeit, in allen übrigen Ländern ist dies der Normalzustand bei Erwachsenen. Zur Selbstdiagnose können ein Diättest (mehrtägige Abstinenz von Milch) und ein Expositionstest (Trinken eines Glases Milch mit 50–100 g gelöstem Milchzucker) durchgeführt werden. Kommt es hierbei zu einem Verschwinden (Diättest) respektive neuerlichem Erscheinen (Expositionstest) der klinischen Symptome kann von einer Laktoseintoleranz ausgegangen werden.

---

15 Vgl. Wikipedia – Laktoseintoleranz, 2013

35. Welche Aussage lässt sich aus dem Text ableiten?

(A) Die Minderheit der westeuropäischen Bevölkerung ist laktasepersistent.

(B) Laktose wird durch die Laktase zu Lactat, H_2 und CH_4 abgebaut.

(C) Laktasemangel kann auch ohne Symptome verlaufen.

(D) Nicht alle neugeborenen Säugetiere bilden Laktase.

(E) Keine Antwort ist richtig.

36. Welche Aussage lässt sich nicht aus dem Text ableiten?

(A) Ein Diättest zur Diagnose einer Hypolaktasie erscheint sinnvoll.

(B) Bei der Laktose handelt es sich um ein Disaccharid.

(C) Laktose besteht aus Glukose und Galaktose.

(D) Milchsäure im Darm kann Diarrhoe verursachen.

(E) In Asien ist der Großteil der Bevölkerung laktoseintolerant.

37. Welche Aussage lässt sich aus dem Text ableiten?

(A) Laktoseintoleranz kann keine langfristigen Folgen haben.

(B) Laktasemangel bei Neugeborenen ist in Asien häufiger als in Westeuropa.

(C) Neugeborenen sollten Laktaseenzyme mit der Nahrung zugeführt werden.

(D) Ungespaltene Laktose wird im Dickdarm durch Darmbakterien vergoren.

(E) Keine Antwort ist richtig.

SIMULATIONEN

SIMULATIONEN

1. SIMULATION 1

Bearbeitungszeit: 35 Minuten

Die Galle[16]

Der menschliche Körper produziert täglich in etwa 700 ml Galle, die interdigestiv, das heißt zwischen den Mahlzeiten, in der Gallenblase gespeichert wird. Die Galle wird in den Hepatozyten der Leber produziert und ist essentiell für die Verdauung von Lipiden (Fetten). Zwischen zwei benachbarten Hepatozyten befinden sich die Gallenkanälchen (Canaliculi), in die die Galle durch Transmembrantransport ausgeschieden wird. Stoffe, die in die Canaliculi abgesondert werden, sind Lecithin, konjugierte Gallensalze, Cholesterin und Bilirubin. Die Hepatozyten entnehmen die konjugierten Gallensalze aus den Sinusoiden, mikroskopischen Blutgefäßen, die Blut zu den Hepatozyten transportieren. Die Leberzellen besitzen sowohl in ihrer den Sinusoiden, als auch den Canaliculi, anliegenden Zellmembranen Transportproteine (Carrier) speziell für Gallensalze. Aus den Sinusoiden werden sie mithilfe eines Natrium-Symport-Transportproteins sekundär aktiv aufgenommen, während sie primär aktiv mit Hilfe eines ATP-abhängigen Transporters in das Lumen der Canaliculi ausgeschieden werden.

Diese Canaliculi vereinigen sich zu größeren Kanälen, die letztendlich in die extrahepatischen (außerhalb der Leber gelegenen) Gallenwege gelangen, welche mit dem Ductus hepaticus communis beginnen, von dem der Ductus cysticus (Gallenblasengang, Verbindung zwischen Gallenblase und Ductus hepaticus communis) zur Gallenblase abzweigt. Der Abschnitt nach dieser Abzweigung heißt Ductus choledochus und mündet schließlich zusammen mit dem Ductus pancreaticus der Bauchspeicheldrüse auf der Papilla duodeni major in das Duodenum. In der Gallenblase wird die Galle gespeichert und auf etwa zehn Prozent ihres Ausgansvolumens eingedickt. Gelangen Lipide mit der Nahrung in den Dünndarm, so regen diese die Produktion des Hormons Cholecystokinin (CCK) in der Dünndarmschleimhaut an. CCK stimuliert die glatte Muskulatur in der Organwand der Gallenblase, so dass diese sich zusammenzieht und ihren Inhalt dem Speisebrei im Duodenum beigemischt wird. Eine erhöhte Aktivität des parasympathischen Nervus vagus hat denselben Effekt.

16   Vgl. Wikipedia – Galle, 2013

1. **Welche Aussage lässt sich aus dem Text ableiten?**
(A) Die Galle wird in den Canaliculi produziert.
(B) Der Ductus choledochus zweigt sich in den Ductus cysticus und Ductus pancreaticus auf.
(C) Bei einem Verschluss des Ductus cysticus kann keine Galle mehr ins Duodenum gelangen.
(D) Die Papilla duodeni major befindet sich im Duodenum.
(E) Keine Antwort ist richtig.

2. **Welche Aussage lässt sich aus dem Text ableiten?**
(A) Die Gallensalze werden primär aktiv aus den Sinusoiden in die Hepatozyten aufgenommen.
(B) Die Gallensalze werden primär aktiv aus den Canaliculi in die Hepatozyten aufgenommen.
(C) Bei einem Verschluss des Ductus hepaticus communis können Fette im Duodenum nicht mehr verdaut werden.
(D) Die Galle wird in der Gallenblase verdünnt.
(E) Keine Antwort ist richtig.

3. **Welches Aussage lässt sich aus dem Text ableiten?**
(A) Cholecystokinin wird in der Gallenblase produziert.
(B) Eine Hemmung des Nervus vagus würde die Entleerung der Gallenblase nach sich ziehen.
(C) Die täglich produzierte Menge Galle würde in der Gallenblase auf circa 70 ml eingedickt werden.
(D) Die Gallensalze werden über die Canaliculi zu den Hepatozyten transportiert.
(E) Keine Antwort ist richtig.

Das menschliche Auge[17]

Der Augapfel (Bulbus oculi) ist ein fast kugelförmiger Körper, dessen Hülle aus drei konzentrischen Schichten, der Lederhaut, der Aderhaut und der Netzhaut (Retina), besteht. Der Innenraum des Augapfels enthält den Glaskörper (Corpus vitreum), sowie die Linse und wird in die vordere und hintere Augenkammer unterteilt, welche über die Pupille in offener Verbindung stehen. Die vordere Augenkammer reicht von der Hinterfläche der Hornhaut (Cornea) bis zur Regenbogenhaut (Iris). Die kleinere hintere Augenkammer liegt zwischen Iris und der vorderen Begrenzung des Corpus vitreum. In ihr liegt der größte Teil der Linse. Diese anatomische Zusammenhänge sind wichtig für das Verständnis des dioptrischen Apparates. Hierbei handelt es sich um das optische System des Auges, welches ein scharfes Sehen durch die Akkomodation erst möglich macht. Dieses System besteht neben der Linse und dem Glaskörper aus dem Kammerwasser und der Hornhaut.

Einfallende Lichtstrahlen von betrachteten Objekten werden demnach beim Eintreten in das Auge mehrfach gebrochen, zuerst durch die Hornhaut, dann durch das Kammerwasser und in der weiteren Folge durch Linse und Glaskörper. Als Blende zur Regulation des Lichteinfalls fungiert die Pupille. Ein betrachtetes Objekt wird folglich verkleinert und umgekehrt (rechts/oben am Objekt entspricht links/unten auf der Netzhaut) auf die Netzhautebene projiziert. Die Brechungsindizes der einzelnen Medien sind dabei jeweils unterschiedlich. Das Auge hat im entspannten, akkommodationslosen Zustand (Ferneinstellung) eine Brechkraft von etwa 59 dpt (Dioptrien), was einer Brennweite von 17 mm entspricht. Davon entfallen auf die Hornhaut rund 43 dpt, auf die Linse zwischen 16 und 33 dpt. In der Retina wird das einfallende Licht von Photorezeptoren in Nervenimpulse umgewandelt, welche in den Ganglienzellen verarbeitet werden und über den Nervus opticus ins zentrale Nervensystem fortgeleitet werden. Der Nervus opticus enthält etwa eine Million Nervenfasern der Ganglienzellen. Die nasale Hälfte dieser Fasern, die die Signale der nasalen (nasenseitigen) Netzhauthälfte transportiert, kreuzt in der Sehnervenkreuzung (Chiasma opticum) zum Tractus opticus der anderen Seite, so dass die Signale aus dem linken Gesichtsfeld des linken Auges zur rechten Gehirnhälfte gelangen und umgekehrt. Die temporalen (schläfenseitigen) Fasern, die die Signale der temporalen Netzhauthälfte transportieren, kreuzen nicht im Chiasma opticum und verlaufen im gleichseitigen Tractus opticus ins zentrale Nervensystem.

17   Vgl. Wikipedia – Das menschliche Auge, 2013

4. Welche Aussage lässt sich aus dem Text ableiten?

(A) Ein Lichtstrahl aus dem rechten Gesichtsfeld des rechten Auges gelangt zum rechten Tractus opticus.

(B) Ein Lichtstrahl aus dem rechten Gesichtsfeld des rechten Auges kreuzt nicht im Chiasma opticum.

(C) Ein Lichtstrahl aus dem rechten Gesichtsfeld des linken Auges kreuzt im Chiasma opticum.

(D) Ein Lichtstrahl aus dem rechten Gesichtsfeld des rechten Auges gelangt zum linken Tractus opticus.

(E) Keine Antwort ist richtig.

5. Welche dieser Aussagen lassen sich aus dem Text ableiten?

I. Der Innenraum des Auges ist aus drei Schichten aufgebaut.

II. Die einzige Verbindung zwischen vorderer und hinterer Augenkammer ist die Pupille.

III. Die Pupille hat eine variable Brechkraft von 16–33 dpt.

IV. Die Nervenimpulse der Photorezeptoren gelangen unverarbeitet ins zentrale Nervensystem.

V. Im Tractus opticus werden Nervenimpulse von nasalen und temporalen Retina-abschnitten fortgeleitet.

(A) I, II und IV sind richtig.

(B) II und V sind richtig.

(C) II und III sind richtig.

(D) II, III und V sind richtig.

(E) Nur II ist richtig.

Die Temperamentenlehre nach Galen[18]

Die Temperamentenlehre des Galenus von Pergamon geht auf die Vier-Elemente-Lehre zurück, wonach Feuer, Erde, Luft und Wasser in unterschiedlicher Zusammensetzung die Grundelemente allen Seins darstellen. Diese verknüpfte Galenus mit der Humoralpathologie (Viersäftelehre), die erstmals von den Hippokratikern entwickelt wurde und auf der Elementenlehre des Empedokles beruhte. Er ordnete den vier Elementen Luft, Wasser, Feuer und Erde die vier Körperflüssigkeiten („humores") Blut, Schleim, gelbe Galle und schwarze Galle zu. Diese Verknüpfung bildete die Basis für die Lehre von den vier Temperamenten, in der Galenus den vier Körperflüssigkeiten ein Temperament zuordnete. Je nach Vorherrschaft einer dieser vier Flüssigkeiten bilde sich das damit verbundene Temperament besonders hervor, so Galenus. Blut (lat. sanguis) sei die vorherrschende Flüssigkeit des Sanguinikers, Schleim (gr. phlegma) die des Phlegmatikers, schwarze Galle (gr. melaina chole) die des Melancholikers und gelbe Galle (gr. chole) die des Cholerikers. Ein Sanguiniker wird nach Galenus als ein heiterer, lebhafter und leichtsinniger Mensch beschrieben, der jedoch unstet und skrupellos sein kann. Phlegmatiker gelten als ruhig, besonnen, zuverlässig aber auch als schwerfällig und unentschlossen. Melancholiker sind als schwermütig und gedankenversunken beschrieben und werden häufig mit einer tristen Grundstimmung in Verbindung gebracht, wohingegen der Choleriker als aufbrausend, willensstark, entschlossen aber auch jähzornig gilt.

Die Ausgewogenheit der Körpersäfte (Eukrasie) ist für Galenus gleichbedeutend mit der Gesundheit des Menschen. Krankheiten entstehen, Galenus Humoralpathologie zufolge, durch Störungen (Dyskrasie) dieser Ausgewogenheit. Eine Dyskrasie kann durch ein Fehlen, ein Zuviel oder ein Verderben eines oder mehrerer Säfte entstehen. Sie wird durch Zufuhr des Gegenelements behandelt, wobei Feuer das Gegenelement des Wassers und Erde, das der Luft darstellt. Galenus betonte, dass es die Aufgabe des Arztes sei, ein Ungleichgewicht der Säfte durch Diätetik, Arzneimittel oder auch chirurgische Maßnahmen wieder aufzuheben.

6. Welche Aussage lässt sich aus dem Text ableiten?

(A) Der Sanguiniker könnte als das Gegenteil des Phlegmatikers beschrieben werden.

(B) Die Viersäftelehre wurde von Galenus entwickelt.

(C) Bei Melancholikern besteht eine Dominanz der gelben Galle.

(D) Dyskrasie bezeichnet die Ausgewogenheit der Körpersäfte.

(E) Keine Antwort ist richtig.

7. Welche Aussage lässt sich nicht aus dem Text ableiten?

(A) Nach Galenus wird das Element Erde dem Melancholiker zugeordnet.

(B) Der Choleriker könnte als das Gegenteil des Phlegmatikers beschrieben werden.

(C) Melancholiker werden nach Galenus als schwermütig beschrieben.

(D) Nach Galenus Interpretation der Viersäftetheorie sollte bei einer Dominanz der gelben Galle Blut zugeführt werden.

(E) Keine Antwort ist richtig.

Asklepios[19]

Asklepios, der griechische Gott der Heilung, wird üblicherweise mit stets gleichbleibenden Attributen dargestellt. Darunter sind Gegenstände wie der Stab, der seine weiten Fußmärsche und Wanderungen als Wanderarzt darstellen soll. Ebenfalls findet sich häufig eine Schlange auf den Darstellungen, die als Zeichen der Selbstverjüngung gilt. Des Weiteren hält er häufig eine Schale mit einem heilenden Trank in seiner Hand. Asklepios wird normalerweise in freier oder in meditierender Haltung dargestellt.

Asklepios Vater Apollo, dessen Vater der Gott Zeus war, besaß der Sage nach die Fähigkeit alle Wunden und Krankheiten zu heilen. Er war darüber hinaus Gott des Lichts, des Frühlings sowie der Weissagung und der Künste. Zeus war das Kind von Kronos und Rhea und hatte fünf Geschwister. Hades, Hera, Hestia, Demeter und Poseidon waren die Namen der Geschwister. Apollo war mit Koronis, einer Tochter des Lapithenkönigs Phlegyas, liiert und erwartete von ihr ein Kind. Jedoch war Koronis eine sterbliche Nymphe und keine Göttin und betrog Apollo mit einem Waldmenschen aus Arkadien. Als es zur Hochzeit zwischen dem Waldmenschen und Koronis kam, entsandte Apollo einen weißen Raben. Als dieser zu Apollo zurückkehrte und ihm von der Hochzeit berichtete, verwandelte Apollo aus Zorn die weißen Federn des Raben in schwarze.

Artemis war nicht nur die Göttin der Jagd, sondern auch die Zwillingsschwester von Apollo, der ihr von der Untreue Koronis berichtete. Artemis war erzürnt darüber und versprach, sich an Koronis zu rächen. Sie überraschte die Gäste auf der Hochzeit und tötete alle, darunter auch Koronis, mit ihren Pfeilen. Gemeinsam mit der Hilfe von Hermes, konnte Apollo jedoch noch den ungeborenen Asklepios, seinen Sohn, aus dem toten Leib der Koronis retten. König Phlegyas, Vater von Koronis und Sohn von Ares, der wiederum der Bruder Apollos war, rächte den Tod seiner Tochter durch einen Feldzug gegen Delphi, wo sich das Heiligtum des Apollos befand. In Delphi brannte er den Apollontempel nieder. Für diese Tat wurde er von den Göttern bestraft, indem er in die Unterwelt verbannt wurde.

Apollo brachte daraufhin Asklepios zu dem weisen Zentauren Cheiron, welcher auf dem Gipfel des Berges Pliassidi auf den Plenion in Mittelgriechenland, der Heimat der Zentauren, wohnte. Cheiron unterrichtete den jungen Asklepios in der Kräuterkunde und Chirurgie und lehrte ihn die Heilkunst so umfangreich, dass Asklepios sogar fähig war, mithilfe des magischen Blutes der Medusa, welches ihm Athene brachte, Tote wieder zum Leben zu erwecken. Dieser Umstand allerdings verärgerte Hades, den Gott der Unterwelt und der Toten, sodass sich dieser bei Zeus beschwerte, woraufhin Zeus Asklepios durch einen Blitz in die Unterwelt verbannte.

Asklepios nahm später Epione zur Frau. Epione war die Mutter der Asklepiaden und wurde auch „die Lindernde" genannt. Gemeinsam mit Asklepios hatte Epione sowohl vier Töchter als auch vier Söhne. Iaso, Aegle, Hygieia und Panakeia waren die Namen der Töchter von Asklepios und Euamerion, Telesphoros, Podalirius und Machaon die Namen der Söhne von Asklepios und Epione. Panakeia war auch bekannt als die „Allheilerin" und Telesphoros war ein Dämon der Genesung und des Wohlbefindens.

---

19   Vgl. AntikeHeilkunde, 2014; Vgl. Biba, 2014; Vgl. Prasch, 2012

8. Welche dieser Aussagen lassen sich aus dem Text ableiten?
I. Hades, der Gott der Unterwelt, ist der Bruder Apollos.
II. Rhea, die Gattin Kronos, ist die Großmutter Apollos.
III. Arthemis und Epione waren nicht blutsverwandt.
IV. Asklepios war der Neffe von Arthemis.
V. Asklepios war der Enkel des Zeus.

(A) I, II und IV sind richtig.
(B) II, III, IV und V sind richtig.
(C) I, II, III und V sind richtig.
(D) II, III und V sind richtig.
(E) Alle Aussagen sind richtig.

9. Welche dieser Aussagen lassen sich aus dem Text ableiten?
I. Asklepios und seine Gattin Epione hatten acht Kinder.
II. Zeus hatte fünf Geschwister.
III. Zeus war der Sohn von Kronos und Rhea.
IV. König Phlegyas war Apollos Neffe.
V. Koronis ist die Schwester von Arthemis.

(A) I, II, und III sind richtig.
(B) II, III, IV und V sind richtig.
(C) I, II, III und IV sind richtig.
(D) I, II, III und V sind richtig.
(E) Alle Aussagen sind richtig.

Methanolvergiftung[20]

Durch unsachgemäße alkoholische Gärung kann neben dem gewünschten Endprodukt Alkohol, dem Ethanol, auch das gefährliche Methanol entstehen. Da sich diese beiden Alkohole in ihren chemischen Eigenschaften sehr ähneln, können sie nicht vollständig durch eine Destillation voneinander getrennt werden. Die Siedepunkte der beiden Alkohole unterscheiden sich lediglich um 13°C.

Gelangen Fremdstoffe in den menschlichen Organismus, so gibt es mehrere Wege diese auszuscheiden, beispielsweise über den Urin, den Darm oder über die Lunge durch Abatmung (siehe „Alkoholfahne"). Erfolgt dies nicht schnell genug, werden die Fremdstoffe metabolisch über mehrere Schritte in besser ausscheidbare Moleküle (Metabolite) umgewandelt. Alkohole werden durch spezielle Enzyme (Alkoholdehydrogenasen ADH) in die entsprechenden Aldehyde – Acetaldehyd beim Ethanol und Formaldehyd beim Methanol – umgewandelt und anschließend in einem weiteren Schritt von weiteren Enzymen in die entsprechenden Säuren umgewandelt. Der erste Schritt der Metabolisierung verläuft langsamer als der zweite, sodass keine nennenswerten Mengen an Aldehyden anfallen. Zudem ist die Halbwertszeit dieser Stoffe sehr kurz (die Halbwertszeit von Formaldehyd durch intravenöse Applikation beträgt in etwa 90 Sekunden.). Ethanol und seine Metabolite können auch in größeren Dosen vom Organismus vertragen werden. Hingegen hat die aus dem Methanol entstehende Methansäure (umgangssprachlich Ameisensäure, pK_s = 3,77) eine toxische Wirkung auf den Organismus. Das Maximum der Ameisensäurekonzentration bei einer Methanolvergiftung im Blut wird dabei erst nach circa 48 Stunden erreicht. Die ersten Symptome entwickeln sich jedoch bereits nach 18 bis 24 Stunden. Bereits minimale Dosen von 30 bis 50 mg können zu einer letalen Vergiftung führen. Die Ameisensäure ist saurer als die Essigsäure (pK_s = 4,76) und bewirkt eine Übersäuerung des Körpers (Azidose). Zudem hat sie einen neurotoxischen Effekt auf den Sehnerv, was bis zur Erblindung führen kann.

Für die Behandlung einer Methanolintoxikation gibt es unterschiedliche Strategien: Sind seit der Aufnahme in den Körper nur wenige Stunden vergangen, so wird versucht den metabolischen Abbau des Methanols zu unterdrücken, indem man die Funktion der ADH medikamentös mit Fomepizol hemmt und durch Zugabe von größeren Mengen Ethanol auslastet. So bleibt das Methanol unmetabolisiert im Körper und kann durch die Lunge abgeatmet werden. Ist ein Teil des Methanols bereits metabolisiert, so muss auch einer Azidose durch Zugabe eines säurepuffernden Medikamentes entgegengewirkt werden.

---

20   Vgl. EvansGroup, 2013; Vgl. Lüllmann et al. 2010; Vgl. Eisenbrand et al., 2005

10. Welche der folgenden Aussagen lassen sich aus dem Text ableiten?

I. Metabolite von Alkoholen sind toxischer, als die Fremdstoffe selbst.

II. Enzyme, welche Aldehyde in Säuren umwandeln, werden als Alkoholdehydrogenasen (ADH) bezeichnet.

II. Bei gleicher Konzentration im Blut führt die Essigsäure zu einer stärkeren Azidose, als die Ameisensäure.

IV. Die Metabolite von Ethanol und Methanol sind in bereits geringen Mengen toxisch.

(A) Nur II ist richtig.
(B) II und III sind richtig.
(C) III und IV sind richtig.
(D) I und IV sind richtig.
(E) Keine Aussage ist richtig.

11. Welche der folgenden Aussagen lassen sich aus dem Text ableiten?

I. Bei einer Methanolintoxikation spielt Acetaldehyd keine Rolle.

II. Bei einer Ethanolintoxikation fallen große Mengen an Acetaldehyd im Körper an.

III. Bei einer Ethanolintoxikation werden Symptome wie Sehstörungen und Rauschzustände erst nach einer Latenz von 18 bis 24 Stunden beobachtet.

(A) Nur I ist richtig.
(B) Nur III ist richtig.
(C) II und I sind richtig.
(D) I und III sind richtig.
(E) Keine Aussage ist richtig.

12. Welche der folgenden Aussagen lassen sich aus dem Text ableiten?

I. Der Metabolit von Formaldehyd kann zu einer Schädigung des Sehnervs beitragen.

II. Die Therapie einer Methanolvergiftung besteht unter anderem aus der Gabe von Ethanol.

III. Formaldehyd ist neurotoxisch und kann zu Erblindung führen.

(A) I und II sind richtig.
(B) II und III sind richtig.
(C) III und I sind richtig.
(D) Nur II ist richtig.
(E) Alle Aussagen sind richtig.

2. SIMULATION 2

Bearbeitungszeit: 35 Minuten

Der Säuren-Basen-Haushalt[21]

Ein essentieller Parameter für chemische und biologische Reaktionen im menschlichen Organismus ist der pH-Wert. Er ist definiert als der negative dekadische Logarithmus der Protonenkonzentration (H^+). Angegeben wird die Konzentration von Protonen in der Einheit mol/L. Das Wasser selbst (H_2O) liegt in einem chemischen Gleichgewicht vor (d. h. $H_2O \leftrightarrow H^+ + OH^-$). Dieses Gleichgewicht wird Dissoziationsgleichgewicht genannt (von lat. dissociare = trennen). Am Neutralpunkt sind die Konzentrationen von H^+ und OH^- gleich und haben je einen Wert von 10^{-7} mol/L, somit ist der pH-Wert 7. Wird die Konzentration an Protonen durch Zugabe einer Säure erhöht, so sinkt der pH-Wert. Die pH-Skala reicht von 0 bis 14 (0–7 → sauer; 7 = neutral; 7–14 → alkalisch). Zudem wird zwischen starken und schwachen Säuren und Basen unterschieden. Die starken Säuren dissoziieren vollständig zu Ionen, die Schwachen nur zum Teil. In der Folge stellt sich ein Gleichgewicht ein, welches mit dem Parameter „pK_s-Wert" charakterisiert werden kann. Für die Essigsäure, die zu den schwachen Säuren zählt, beträgt der pK_s-Wert 4,76. Bei pH = pK_s +/− 1 besitzen schwache Säuren und Basen eine Pufferkapazität, d. h. sie wirken einer pH-Änderung entgegen. Durch Kombination verschiedener Puffersysteme und durch Variation der Konzentrationsverhältnisse kann daher jeder pH-Wert eingestellt und stabilisiert werden. Dies ist für den Organismus essentiell, da beispielsweise die Resorption bzw. Aufnahme von Stoffen unter anderem davon abhängt, ob diese dissoziiert vorliegen. Die meisten physiologisch wichtigen Moleküle wie Aminosäuren bzw. Proteine, Fettsäuren und Pharmakons besitzen saure bzw. basische Eigenschaften. Der physiologische Puffer im Blutplasma besteht aus einem Phosphatpuffer – dieser liegt als Dihydrogenphosphat-Hydrogenphosphat-System mit einem pK_s von 6,8 vor, die Konzentration beträgt zwischen 1 bis 2 mmol/L – und aus einem Hydrogencarbonatpuffer (in der medizinischen Literatur als Bicarbonatpuffer bezeichnet) – dies ist ein Kohlenstoffdioxid-Hydrogencarbonat-System, dessen pK_s bei 6,1 liegt. Obwohl der pKs des Bicarbonatpuffers sehr weit vom optimalen pH-Wert des arteriellen Blutes (7,4) entfernt liegt, ist es ein physiologisch bedeutendes Puffersystem, da es ein hierbei um ein offenes System handelt. Durch die Ventilation über die Lunge wird genau so viel Kohlenstoffdioxid (CO_2) abgeatmet wie im Körper produziert wird. Die Konzentration wird konstant bei 1,2 mmol/L gehalten, zudem kann über die Nieren Bicarbonat ausgeschieden werden. So ist es möglich die Bicarbonatkonzentration zu variieren. Der Körper reguliert demzufolge das Verhältnis der Konzentrationen von CO_2 und Bicarbonat, um den pH-Wert zu steuern. Desweiteren stellen auch Proteine mit ihren sauren und basischen Molekülfragmenten ein wichtiges Puffersystem dar.

Aus physiologischer Sicht wird zwischen geschlossenen Puffersystemen – Phosphat-, Proteinpuffern und weiteren säurebaseaktiven Molekülen im Blutplasma wie Milchsäure/Lactat, Phosphate und Sulfate aus Stoffwechselprodukten (zusammen als Nichtbicarbonatpuffer (NBP) bezeichnet), – und dem offenen Puffersystem des Bicarbonates, unterschieden. Dies ist klinisch sinnvoll, da eine Azidose (pH im Blut < 7,4) bzw. Alkalose (pH im Blut > 7,4) respiratorischen Ursprungs (d. h. die Lungenventilation ist gestört) oder metabolischen Ursprungs (d. h. die Konzentrationen an NBP ist abnorm, z. B. durch zu viele säurebaseaktive Stoffwechselprodukte im Blut) sein kann.

---

21 Vgl. Pape et al., 2010; Vgl. Lüllmann et al., 2010

1. **Welche der folgenden Aussagen lassen sich aus dem Text ableiten?**

I.   Der pH-Wert wird in der Einheit mol/L angegeben.

II. Eine Lähmung der Atemmuskulatur führt zu einer metabolischen Azidose.

III. Geschlossene Puffersysteme können keinen Einfluss auf den pH-Wert nehmen.

IV. Der pH-Wert des Blutes ist schwach sauer.

(A) I und IV sind richtig.

(B) II und III sind richtig.

(C) III und IV sind richtig.

(D) II und IV sind richtig.

(E) Keine Aussage ist richtig.

2. **Welche der folgenden Aussagen lassen sich aus dem Text ableiten?**

I.   Eine Azidose und eine Alkalose können gleichzeitig vorliegen.

II. Eine pH-Wert-Änderung im Blut kann gleichzeitig respiratorische und metabolische Ursprünge haben.

III. CO_2 wird über die Niere ausgeschieden.

(A) I und III sind richtig.

(B) II und III sind richtig.

(C) I und II sind richtig.

(D) Nur II ist richtig.

(E) Keine Aussage ist richtig.

3. **Welche der folgenden Aussagen lassen sich aus dem Text ableiten?**

I.   Der Phosphatpuffer wird zu den offenen physiologischen Puffersystemen gezählt.

II. Eine Säure mit 10^{-4} mol/L Protonen ist stärker als eine Säure mit 10^{-5} mol/L Protonen.

III. Hydrogencarbonat ist Bestandteil des Bicarbonatpuffers.

(A) Nur III ist richtig.

(B) I und III sind richtig.

(C) II und III sind richtig.

(D) I und II sind richtig.

(E) Alle Aussagen sind richtig.

Die öffentliche Gesundheitspflege[22]

Das 18. Jahrhundert war das Jahrhundert des aufgeklärten Absolutismus. In dieser Epoche verstanden sich viele regierende Fürsten nicht mehr ausschließlich als von Gottes Gnaden eingesetzte Herrscher, sondern vielmehr als Repräsentanten einer vernünftigen und dem Allgemeinwohl zuträglichen Staatsführung, die dazu dienen sollte wirtschaftliche Prosperität und Macht nach außen zu erlangen und zu fördern. Zu einer der großen Errungenschaften dieser Zeit zählte die Gründung eines allgemeinen Gesundheitssystems. Beispielhaft hierfür ist die Gründung der Charité im Jahre 1727 als Staatskrankenhaus auf Anordnung von Friedrich Wilhelm I. Sie sollte nicht nur medizinischen, sondern auch politischen und sozialen Zwecken von Nutzen sein. Doch das öffentliche Gesundheitssystem, das durch den Staat aufrechterhalten wurde, diente nicht ausschließlich karitativen Belangen. Vielmehr wurde zu dieser Zeit die Gesundheit der fehlenden Arbeitskräfte bei wachsender Wirtschaft und der einsetzenden industriellen Revolution zu einem entscheidenden Parameter wirtschaftlicher Macht. „Der Medizin war damit eine Rolle als Staatsdienerin, als Wächterin über die allgemeine Gesundheit, als Mehrerin des gemeinsamen Wohls und als Erzieherin des Volkes zugewiesen worden." Die theoretischen Grundlagen für die öffentliche Gesundheitspflege und die soziale Fürsorge, damals als „Medicinische Policey" und „Staatsarzneykunde" bezeichnet, wurden von Johann Peter Frank (1745–1821) zwischen 1786 und 1817 unter dem Titel „System einer vollständigen medicinischen Policey" publiziert. Die Lebensaufgabe eines Arztes sollte es demnach sein „im Dienste des Staates zu stehen und dessen aufgeklärten Herrscher von der Notwendigkeit einer zentralisierten öffentlichen Gesundheitspflege zu überzeugen, die allen Untertanen gleichmäßig zugänglich sein sollte". Die Ideen Franks führten im weiteren Verlauf zur Gründung der öffentlichen Gesundheitspflege und wurden auch für die Entwicklung einer „Sozialhygiene" im frühen 20. Jahrhundert verwendet. Die Sozialhygiene diente als Gegenentwurf zu monokausalen Erklärungsansätzen von Krankheiten und bezog erstmals gesamtgesellschaftliche Einflüsse wie Hygiene, Bevölkerungsdichte, Ernährung, Sexualverhalten und viele andere Faktoren in medizinische und epidemiologische Überlegungen ein. Neben der engen Verknüpfung mit der Demographie und Medizin war die Sozialhygiene allerdings historisch eng mit der Eugenikbewegung verbunden und diente daher rechts orientierten Populisten als Grundlage für die sogenannte „Rassenhygiene".

---

22   Vgl. Eckart, 2011

4. Welche der folgenden Aussagen lassen sich aus dem Text ableiten?

I. Das heute in vielen Ländern bestehende System der öffentlichen Gesundheitspflege beruht unter anderem auf den Errungenschaften des aufgeklärten Absolutismus.

II. Die Ideen Franks waren das Fundament der öffentlichen Gesundheitspflege.

III. Die staatliche Förderung der öffentlichen Krankenhäuser unter Friedrich Wilhelm I. diente ausschließlich karitativen Zwecken.

(A) I ist richtig.

(B) I und II sind richtig.

(C) I und III sind richtig.

(D) II und III sind richtig.

(E) Alle Aussagen sind richtig.

5. Welche der folgenden Aussagen lassen sich aus dem Text korrekterweise ableiten?

I. Die soziale Hygiene verbindet gesamtgesellschaftliche Einflüsse wie Ernährung und Sexualverhalten mit dem Auftreten medizinischer Phänomene.

II. Die öffentliche Gesundheitspflege entstand unter anderem durch einen Arbeitnehmermangel zu Zeiten der industriellen Revolution.

III. Die „Sozialhygiene" wurde zu Lebzeiten Johann Peter Franks begründet.

(A) Nur I ist richtig.

(B) I und II sind richtig.

(C) I und III sind richtig.

(D) II und III sind richtig.

(E) Alle Aussagen sind richtig.

Hakenwürmer – Ancylostomatidae[23]

Die Hakenwürmer (Ancylostomatidae) gehören zu der Familie der Fadenwürmer (Nematoden). Von ihnen sind zwei Arten für den Menschen gefährlich. Dies ist zum einen Necator americanus und zum anderen Ancylostoma duodenale. Beide gehören zu den häufigsten Wurminfektionen in den Tropen und Subtropen. Laut WHO sind weltweit mehr als 900 Millionen Menschen betroffen, von denen jährlich 60 000 an den Folgen der Infektion sterben. N. americanus ist vorwiegend in den Tropen verbreitet, wohingegen A. duodenale zumeist in den Subtropen vorkommt.

Die Ancylostomatidae durchlaufen in ihrer Entwicklung sieben Stadien. Neben dem Wurm, der sich geschlechtlich fortpflanzt und Eier legt, gibt es fünf aufeinander folgende Larvenstadien. Der Wurm selbst ist im Darm angesiedelt, wo das Weibchen bis zu 20 000 Eier pro Tag legen kann. Diese Eier werden mit den Exkrementen des Wirtes ausgeschieden. Dort schlüpft die erste Larve, die sich von Bakterien in den Exkrementen ernährt. Aus dieser geht dann eine zweite Larve hervor, die sich in eine aktiv in den Boden eindringende dritte Larve wandelt. Diese dritte Larve reagiert sehr sensibel auf äußere Umwelteinflüsse, wie beispielsweise Trockenheit und extreme Hitze und setzt sich in der obersten Erdschicht fest, wo sie auf einen geeigneten Wirt wartet. Bei Hautkontakt mit dem Menschen, zumeist über die Füße, bohrt sie sich nun ein und wirft ihre eigene Haut bei diesem Vorgang ab, wodurch eine vierte Larve entsteht. Diese gelangt über die Blutgefäße in die Lunge. Sie häutet sich nun abermals zur fünften Larve. Von der Lunge aus wird diese in die Bronchien transportiert, wo sie abgehustet und anschließend abgeschluckt wird. Nach dem Abschlucken setzt sie sich im Darm fest, häutet sich zum letzten Mal und wird zum ausgewachsenen, adulten Wurm. Die Würmer und die fünften Larven saugen nun Blut an den Darmzotten. Adulte Würmer können auf diese Weise 20 bis 30 Mikroliter Blut pro Tag aufnehmen. Dies führt beim Betroffenen auf Dauer zu einer Anämie. Zudem können als weiteres Symptom, durch die weitreichende Zerstörung der Darmzotten, Leibschmerzen auftreten. Die Therapie einer Infektion mit Hakenwürmern erfolgt mit Mebendazol oder Albendazol. Dies sind Antihelminthika, welche die Polymerisation der Mikrotubuli unterbinden und somit eine Replikation der Erbinformation in den Hakenwürmern unterbinden. Die Würmer können sich folglich nicht mehr vermehren, sterben hierdurch allmählich ab und werden ausgeschieden.

6. Welche der folgenden Aussagen lassen sich aus dem Text ableiten?

I. Manche Fadenwurminfektionen können mit Mebendazol behandelt werden.
II. Necator americanus zählt zu den häufigsten Wurminfektionen in den Subtropen.
III. Bei Patienten mit einer Anämie sollte in tropischen Regionen immer auch an eine Infektion mit Nematoden gedacht werden.

(A) Nur I ist richtig.
(B) Nur III ist richtig.
(C) I und III sind richtig.
(D) I und II sind richtig.
(E) Alle Aussagen sind richtig.

7. Welche der folgenden Aussagen lassen sich aus dem Text ableiten?

I. Adulte Hakenwürmer wandern über die Lunge in den Darm.
II. Mebendazol tötet Fadenwürmer aktiv binnen kürzester Zeit ab.
III. Hakenwürmer pflanzen sich asexuell fort.
IV. Große Dürreperioden können die Rate an Nematodeninfektionen senken.

(A) Nur IV ist richtig.
(B) III und IV sind richtig.
(C) I, II und III sind richtig.
(D) I und II sind richtig.
(E) Keine der Aussagen ist richtig.

Molekulare Medizin[24]

Aus biologisch-medizinischer Sicht begann die moderne Chromosomenforschung (Chromosomen sind komprimierte DNA-Moleküle auf denen die gesamte Erbinformation enthalten ist) mit der Vererbungslehre Gregor Mendels (1822–1884), welche um 1910 von Thomas Hunter Morgan präzisiert wurde. Nach der Erstellung erster Chromosomenkarten zeigte sich allerdings, dass die Gene nicht stabil waren, sondern sich verändern (mutieren) konnten. Vor allem bei externen Umwelteinflüssen durch toxische Chemikalien oder Strahlung wurden vermehrt Mutationen beobachtet. Diese Mutationen konnten erst erklärt werden, als die Molekülstuktur der DNA vollständig aufgeschlüsselt wurde. Erste Forschungen in diesem Feld wurden von Friedrich Miescher um 1869 betrieben, der aus Zellkernen die sogenannte Nukleinsäure isolierte. 1944 identifizierte Oswald Avery die DNA als Träger der genetischen Erbinformationen in den Chromosomen. Erwin Chargaff stellte fest, dass die DNA-Basen Adenin und Thymin immer im Verhältnis 1:1 vorlagen. Gleiches galt für die Basen Guanin und Cytosin. Der große Durchbruch gelang allerdings erst 1953, als James Watson und Francis Crick auf Basis der Ergebnisse von Chargaff und Röntgenstrukturaufnahmen von Maurice Wilkins und Rosalind Franklin, die Struktur der Desoxyribonukleinsäure (DNA) endgültig aufklären konnten. Für diese Entdeckung wurden beide im Jahr 1962 mit dem Nobelpreis für Medizin ausgezeichnet. Als 1983 mit der Polymerase-Kettenreaktion (PCR) ein Verfahren entwickelt wurde, welches es ermöglichte DNA-Abschnitte preiswert und unbegrenzt zu vervielfältigen, war die moderne genetische Forschung geboren. Es stellte sich heraus, dass die Anzahl menschlicher Gene mit etwa 26 000 deutlich geringer war als angenommen. Verantwortlich hierfür waren genregulatorische Einflüsse, die bewirkten, dass ein Gen nicht nur die Bauanleitung für ein einziges Protein enthält, sondern für eine Vielzahl von verschiedenen Proteinen codiert.

Durch die Aufschlüsselung der DNA-Struktur wurde die Entwicklung der molekularen Medizin enorm beschleunigt. Inzwischen ist es möglich, das Erbgut tausender Menschen schnell und preiswert zu analysieren und auf Veränderungen im Genom zu prüfen. Damit haben Pharmaunternehmen einen neuen Ansatzpunkt, um Arzneimittel und Therapien personalisiert zu entwickeln. Es ist möglich das Ansprechen auf bestimmte Medikamente durch einen Gentest vorherzusagen. Desweiteren existieren bereits Therapien gegen Krebs, die nur für Patienten geeignet sind, die eine bestimmte Genvariante aufweisen. Moralische Bedenken treten vor allem auf, wenn die Erkenntnisse der Genforschung in der pränatalen (vorgeburtlichen) Diagnostik oder der Präimplantationsdiagnostik (d. h. bevor ein bereits entstandener Embryo in die Gebärmutter verpflanzt wird) angewendet werden. Bei der pränatalen Diagnostik kann die Chorionbiopsie bereits im ersten Schwangerschaftsdrittel durchgeführt werden, hierbei wird Gewebematerial aus der Amnionhöhle entnommen. Die Amniozentese (Fruchtwasseruntersuchung) kann erst ab der 13. Schwangerschaftswoche durchgeführt werden. Hierbei wird die Fruchtblase durchstochen und Fruchtwasser entnommen. Mit diesen Proben können Krankheiten wie Trisomien (beispielsweise Trisomie 21 [Down-Syndrom]), Turner- und Klinefelter-Syndrom frühzeitig diagnostiziert werden.

---

24   Vgl. Collins, 2010; Vgl. Crick & Watson, 1953; Vgl. Biotechnologie, 2013; Vgl. Eckart, 2011

8. Welche der folgenden Aussagen lassen sich aus dem Text ableiten?

I. Aus der Erbinformation eines Genes können unterschiedliche Proteine produziert werden.

II. Die DNA-Basen Adenin und Cytosin kommen im Verhätnis 1:1 vor.

III. Um eine umfassende Gendiagnostik in den ersten drei Monaten einer Schwangerschaft durchzuführen sollte eine Amniozentese durchgeführt werden.

(A) Nur I ist richtig.
(B) I und II sind richtig.
(C) I und III sind richtig.
(D) II und III sind richtig.
(E) Keine Aussage ist richtig.

9. Welche der folgenden Aussagen lassen sich aus dem Text ableiten?

I. Die molekulare Medizin ermöglicht heutzutage eine individualisierte Krebstherapie.

II. Watson und Crick entdeckten, dass die DNA Träger der Erbinformation ist.

III. Die Diagnostik von Trisomien kann erst nach der 13. Schwangerschaftswoche stattfinden.

IV. Mutationen der DNA können auch unabhängig von externen Umwelteinflüssen auftreten.

(A) Nur I ist richtig.
(B) I und IV sind richtig.
(C) II und III sind richtig.
(D) II und IV sind richtig.
(E) Alle Aussagen sind richtig.

10. Welche der folgenden Aussagen lassen sich aus dem Text ableiten?

I. Ein Mensch besitzt mehr Proteinvarianten als Gene.

II. Adenin, Thymin, Cytosin und Guanin kommen im Verhältnis 1:1:1:1 vor.

III. Die Amniozentese ist wichtiger Bestandteil der Präimplantationsdiagnostik.

(A) Nur I ist richtig.
(B) Nur II ist richtig.
(C) I und II sind richtig.
(D) I und III sind richtig.
(E) Keine Aussage ist richtig.

Der Menstruationszyklus[25]

Die Menstruation bezeichnet die zyklisch wiederkehrende Blutung der Gebärmutter bei Frauen. Der Zyklus erstreckt sich dabei meist über einen Zeitraum von in etwa einem Monat, wobei die Dauer von Frau zu Frau sehr variieren kann. Dabei kennzeichnet der erste Tag des Menstruationszyklus den Beginn der Regelblutung. Diese erste Phase, auch als Desquamationsphase bezeichnet, ist dadurch charakterisiert, dass sich die alte Schleimhautschicht der Gebärmutterwand löst und ausgeschieden wird. Daran schließt sich die Proliferationsphase an. In dieser Phase wird eine neue Schleimhautschicht ausgebildet. Als Signal zur Bildung neuer Schleimhautzellen fungiert das Hormon Östrogen, welches im Eierstock gebildet wird. Gleichzeitig kommt es in den Eierstöcken zur Heranreifung von Ovarialfollikeln. Ein Ovarialfollikel ist ein Komplex aus jeweils einer Eizelle und der sie umgebenden Hilfszellen. Diese Phase der Reifung wird auch als Follikelphase bezeichnet und durch das Follikelstimulierende Hormon (FSH) stimuliert. Die wachsenden Follikelzellen schütten im weiteren Verlauf das Hormon Progesteron aus, welches ebenfalls die Reifung der Eizellen stimuliert. Die heranreifenden Hilfszellen geben weiterhin Östrogen ab, wodurch die Proliferationsphase aufrechterhalten wird. In dieser Proliferationsphase wird die Gebärmutterschleimhaut auf die Einnistung der befruchteten Eizelle vorbereitet.

Nach erfolgreicher Entwicklung eines Follikels, wobei pro Frau und Menstruationszyklus nur in einem Eierstock ein Follikel heran reifen kann, findet der Eisprung statt. Dabei geben die Hilfszellen die Eizelle frei, sodass diese durch den Eileiter zur Gebärmutter gelangen kann. Hiernach wird das Hormon Inhibin ausgeschüttet wodurch die Reifung weiterer Follikel verhindert wird und die Konzentration an Progesteron sowie an Östrogen im Blut steigt. Das führt dazu, dass die Schleimhaut der Gebärmutter von einer zunehmenden Zahl von Blutgefäßen durchzogen wird und nährstoffhaltige Sekrete abgibt. Eine Befruchtung ist daher nur in den 48 Stunden der Wanderung der Eizelle in die Gebärmutter möglich. Somit ist bei genauem Wissen über die eigene Zykluslänge die fruchtbarste Zeit der Eizelle bestimmbar und kann so für die Familienplanung genutzt werden. Nach dem Eisprung sind zwei Szenarien denkbar. In beiden Fällen wandeln sich die Hilfszellen des Follikels nach dem Eisprung zum Gelbkörper. Im Falle der ausbleibenden Befruchtung der Eizelle durch ein Spermium, wird sie durch den Gebärmutterhals ausgeschieden und der Gelbkörper (Corpus luteum) stirbt ab und wandelt sich zum Weißkörper (Corpus albicans). Dadurch wird die Produktion der Hormone Östrogen und Progesteron eingestellt, was die Ablösung der Gebärmutterschleimhaut zur Folge hat und ein neuer Menstruationszyklus beginnt. Wenn jedoch die Eizelle in der Gebärmutter von einer Spermienzelle befruchtet wird, besteht die Chance, dass sich die befruchtete Eizelle in der Schleimhaut einnistet und eine Schwangerschaft beginnt. Ab diesem Moment kann kein neuer Menstruationszyklus beginnen, bevor die Schwangerschaft beendet ist. Zusätzlich werden keine neuen Follikel gebildet. Außerdem wird die hohe Konzentration an Progesteron und Östrogen durch das Corpus luteum aufrechterhalten, sodass eine Ablösung der Gebärmutterschleimhaut nicht möglich ist. Die Wirkung der Antibabypille ist auf die Funktion von Progesteron und Östrogen zurückzuführen. Denn diese Form der hormonellen Empfängnisverhütung enthält zumeist eine Kombination von synthetisch hergestelltem Östrogen und Progesteron. Dadurch wird die Reifung der Eizelle unterdrückt und die Gebärmutterschleimhaut so umgestaltet, dass sich im Falle einer Befruchtung keine Eizelle einnisten kann. Zusätzlich bildet sich im Bereich des Gebärmutterhalses ein zäher Schleim, der das Eindringen von Spermien erschwert.

---

25   Vgl. Schmidt et al., 2011

11. Welche der folgenden Aussagen lassen sich aus dem Text ableiten?

I. Die Antibabypille bewirkt unter anderem die Bildung von zähem Schleim im Gebärmutterhals.

II. Um die Chance auf eine Schwangerschaft zu minimieren, verwendet man bei der hormonellen Empfängnisverhütung oft eine Kombination der Hormone Progesteron und Östrogen, da beide Hormone reife Eizellen absterben lassen.

III. Um die Chance auf eine Schwangerschaft zu erhöhen, empfiehlt sich der Geschlechtsverkehr zu Beginn des Menstruationszyklus.

(A) Nur I ist richtig.
(B) Nur II ist richtig.
(C) Nur III ist richtig.
(D) I und III sind richtig.
(E) Alle Aussagen sind richtig.

12. Welche der folgenden Aussagen lassen sich aus dem Text ableiten?

I. Wichtige Hormone des Menstruationszyklus sind Östrogen, Progesteron und Adrenalin.

II. Wenn die Hormone Östrogen und Progesteron nicht vom Körper synthetisiert werden können, kann die Gebärmutterschleimhaut nicht ausreichend aufgebaut werden, um eine befruchtete Eizelle aufzunehmen.

III. Ein wichtiges Hormon des Menstruationszyklus ist Inhibin. Es verhindert die Reifung weiterer Follikel.

IV. Die Konzentration an Östrogen und Progesteron während des Menstruationszyklus ist annähernd konstant.

(A) Nur I ist richtig.
(B) Nur II ist richtig.
(C) Nur III ist richtig.
(D) II und III sind richtig.
(E) Alle Aussagen sind richtig.

3. SIMULATION 3

Bearbeitungszeit: 35 Minuten

Die Zellmembran[26]

Die Zellmembran ist eine aus langkettigen Fettensäuren, Proteinen, Phosphaten und Kohlenhydraten bestehende Membran, welche Abgrenzung und Interaktion der Zellen zu anderen Zellen und der Umwelt ermöglicht. Der Proteinteil der Membran ist hydrophil, das heißt die Proteine können mit Wasser in Wechselwirkung treten. Der Fettsäureteil hingegen wirkt hydrophob, also wasserabweisend. Dabei wird das Protein meist als Kopf und die Fettsäure als Schwanz bezeichnet. Eine Zellmembran besteht aus zwei aufeinander liegenden Schichten solcher Protein-Fettsäure-Komplexe und wird daher auch als Lipiddoppelschicht bezeichnet, wobei die Fettsäureketten beider Einzelschichten zueinander zeigen. Das Verhältnis von Protein- zu Fettsäureanteil variiert je nach Art der Zelle. In die Membran eingelassen sind zudem Poren, welche den Import und Export von Substanzen in die Zelle ermöglichen. Zusätzlich zu den Poren gibt es spezifische Transportproteine und Ionenkanäle, die in die Membran eingebaut sind und deren Funktion reguliert werden kann. Hierdurch können nur spezifische Moleküle die Membran passieren, wodurch das innere Milieu der Zelle, inklusive pH-Wert und Ionenzusammensetzung, konstant gehalten wird. Auf der hydrophilen Seite der Zellmembran sind zudem Rezeptoren angebracht. Diese leiten beim „Andocken" eines passenden Signalstoffs ein Signal in die Zelle und ermöglichen so die Steuerung verschiedenster Prozesse innerhalb der Zelle. Die einzelnen Bestandteile der Zellmembran sind in der Lage sich zueinander zu bewegen. Dadurch ist die Membran relativ flüssig. Um trotzdem Stabilität und Schutz zu gewährleisten, ist Cholesterin enthalten. Je höher der Cholesterinanteil desto stabiler die Membran.

26   Vgl. Wikipedia – Zellmembran, 2014

1. Welche der folgenden Aussagen lassen sich aus dem Text ableiten?
I.   Die Fettsäureketten sind hydrophob und wirken wasserabweisend.
II. Die Fettsäureketten leiten das Signal der Rezeptoren weiter ins Innere der Zelle.
III. Das Verhältnis von Fettsäureanteil zu Proteinanteil ist eine Konstante.

(A) Nur I ist richtig.
(B) I und II sind richtig.
(C) Nur III ist richtig.
(D) I und III sind richtig.
(E) Keine Aussage ist richtig.

2. Welche der folgenden Aussagen lassen sich aus dem Text ableiten?
I.   Die Lipiddoppelschicht hat ihren Namen von den zwei aufeinander liegenden Membranschichten und ist in sich beweglich.
II. Die Lipiddoppelschicht enthält Cholesterin, um die Membran zu stabilisieren.
III. Über die Poren der Lipiddoppelschicht ist es möglich einen zu hohen pH-Wert innerhalb der Zelle auszugleichen.

(A) Nur I ist richtig.
(B) Nur II ist richtig.
(C) Nur III ist richtig.
(D) I und III sind richtig.
(E) Alle Aussagen sind richtig.

Die Entdeckung der Blutgruppen[27]

Die Folgen von starkem Blutverlust können schnell lebensbedrohlich werden. Der Körper kann den Verlust nur bedingt kompensieren, indem er die Herzschlagfrequenz erhöht und wichtige Organe bevorzugt versorgt. Bei erheblicher Senkung des Blutdrucks und einhergehendem Mangel an Erythrozyten – den roten Blutkörperchen, an denen das für den Sauerstofftransport unverzichtbare Hämoglobin zu finden ist – sind jedoch beträchtliche Folgen vom Körper selbst nicht mehr abwendbar. Gewebehypoxie, eine akute Mangelversorgung des Gewebes mit Sauerstoff, führt in diesem Fall schnell zu akutem Organversagen und in der Folge zum Tod des gesamten Organismus. Umso wichtiger schien Ende des 19. Jahrhunderts die Klärung der Frage nach dem Grund von tödlichen Folgen nach Bluttransfusion. Den Durchbruch schaffte hier der österreichische Arzt Karl Landsteiner, als er um die Jahrhundertwende bei Experimenten mit menschlichem Blut die Entdeckung machte, dass einige Proben, wenn man sie mit bestimmten anderen Proben vermischte, verklumpten. Vermischte man die gleichen Proben mit anderen blieb dieser Effekt wiederum aus. Durch systematische Versuchsführung erkannte Landsteiner bald die speziellen Eigenschaften drei verschiedener „Blutgruppen" und benannte diese mit den Buchstaben A, B und C, wobei C später durch 0 ersetzt wurde. Kurz darauf entdeckte er ebenfalls die Blutgruppe AB. Mit diesen Entdeckungen gelang es nun, Menschen risikofrei Blut von anderen Menschen zu verabreichen. Heute wissen wir, dass die Entdeckung Landsteiners auf die spezielle Oberflächenstruktur der Erythrozyten zurückzuführen ist. Erythrozyten tragen an ihrer Oberfläche verschiedene Arten von Glykolipiden (Kohlenhydrat-Fettstoffe). Wichtig für die Bluttransfusion sind hierbei jene mit A und B benannten Lipide, welche im AB0-System die Blutgruppen systematisieren. Sie fungieren als Antigene, woraus folgt, dass beispielsweise ein Mensch mit Blutgruppe A das Antigen A auf seinen Erythrozyten trägt und zugleich die Antikörper Anti-B gegen das Antigen B der Blutgruppe B besitzt. Menschen besitzen folglich immer nur Antikörper gegen die Erythrozyten Antigene, die sie selbst nicht besitzen, diese befinden sich nicht auf den Erythrozyten selbst, sondern im sogenannten Blutplasma. Mit 0 ist hier die Blutgruppe beschrieben, die keines der beiden Antigene, dafür aber Antikörper gegen Antigen-A und Antigen-B besitzt. AB hingegen beschreibt einen Träger von Erythrozyten auf denen Antigen A und B repräsentiert ist. Kommt nun der Träger von Erythrozyten der Blutgruppe A mit dem Blut eines Menschen mit der Blutgruppe B in Berührung, reagieren die Antikörper Anti-B in seinem Blut mit dem fremden Antigen B und es kommt zur von Landsteiner beobachteten, für den Patient hoch gefährlichen bis tödlichen Verklumpung des Blutes. Menschen mit der Blutgruppe 0 werden als Universalspender bezeichnet. Sie können jeder anderen Blutgruppe im Notfall als Spender fungieren, da ihre Erythrozyten weder Antigen A noch Antigen B besitzen. Für seine Entdeckung erhielt Landsteiner 1930 den Nobelpreis für Medizin. 1940 entdeckte Landsteiner mit seinem Kollegen A. S. Wiener außerdem die Bedeutung eines weiteren Faktors der Blutverträglichkeit, den er nach einer Versuchsreihe mit dem Blut von Rhesusaffen den Rhesusfaktor nannte. Im Rhesussystem ist der Mensch entweder Rhesus-negativ (rh-negativ) oder Rhesus-positiv, je nachdem, ob er Träger von Erythrozyten mit dem sogenannten Antigen-D ist oder nicht. Man weiß heute, dass die Antikörper gegen A und B in der Regel ohne erkennbare Sensibilisierung bereits kurz nach der Geburt gebildet werden, das Anti-D im Rhesussystem jedoch erst, sobald rh-negatives Blut, also Blut ohne Antigen D, mit Rhesusfaktor tragenden Erythrozyten in Berührung kommt.

27   Vgl. Leistner & Breckle, 2014, Vgl. Dörrenbächer, 2006; Vgl. Manski, 2015; Vgl. Baur et al., 2012

3. Welche der folgenden Aussagen lassen sich aus dem Text ableiten?

I. Im AB0-System werden die vier bedeutenden Blutgruppen A, B, AB und 0 unterschieden.

II. Anti-A oder Anti-B Antikörper befinden sich bereits im Mutterleib im Blutkreislauf des Ungeborenen.

III. Anti-D Antikörper werden in Rhesus-positiven Empfängern nach Kontakt mit Rhesus-negativem Blut gebildet.

IV. Menschen mit der Blutgruppe 0 kann man als Universalspender bezeichnen.

(A) I, III und IV sind richtig.

(B) I und IV sind richtig.

(C) Nur IV ist richtig.

(D) I, II und IV sind richtig.

(E) Alle Aussagen sind richtig.

4. Welche der folgenden Aussagen lassen sich aus dem Text ableiten?

I. Einem Träger der Blutgruppe AB können nur Erythrozyten der Blutgruppe A gespendet werden.

II. Einem Träger der Blutgruppe AB können nur Erythrozyten der Blutgruppen A und B gespendet werden.

III. Einem Träger der Blutgruppe AB können bedenkenlos Erythrozyten aller anderen Blutgruppen gespendet werden.

IV. Einem Träger der Blutgruppe AB kann keine andere Blutgruppe gespendet werden.

(A) Nur I ist richtig.

(B) Nur II ist richtig.

(C) Nur III ist richtig.

(D) Nur IV ist richtig.

(E) Keine Aussage ist richtig.

Das Herz als Pumpe[28]

Das Blut versorgt den Körper mit Nährstoffen, Sauerstoff, Hormonen und Flüssigkeit. Die entscheidenden Transportzellen sind die roten Blutkörperchen. Sie bewegen sich ausschließlich vom Herzkreislaufsystem angetrieben durch die Blutgefäße und versorgen damit den Organismus. Das Herz ist ein Muskelschlauch der sich ohne aktive, willkürliche Steuerung rhythmisch kontrahiert, also zusammen zieht. Damit das Blut nur in eine Richtung transportiert wird, benötigt diese Pumpe Ventile, diese Funktion übernehmen die Herzklappen. Durch die Kontraktion des Herzens wird das Blut auf der linken Seite herausgepresst und fließt auf der rechten Seite – größtenteils passiv – nach, wenn sich der Muskel entspannt. Um die Füllung zu beschleunigen sind Sammelbecken vorgeschaltet. Der gesamte Blutfluss wird durch diese Vorhöfe geleitet, bevor er zu den Herzkammern gelangen kann. Diese Vorhöfe können sich ebenfalls kontrahieren und drücken folglich einen Teil des Blutes aktiv in die Herzkammern. Dieser Mechanismus erhöht das Füllungsvolumen in den Kammern um bis zu 10–20%. Fällt diese geregelte Kontraktion der Vorhöfe aus, wie es zum Beispiel beim Vorhofflimmern der Fall ist, wird die Arbeit des gesamten Herzens ineffektiv. Die Kammern füllen sich dann langsamer und können weniger Blut auswerfen. Der Mensch besitzt, im Gegensatz zu Fischen und Reptilien, die oft nur eine Kammer aber mehrere Vorhöfe besitzen, insgesamt zwei Vorhof-Kammer-Paare. Man nennt diese Paare auch rechtes und linkes Herz. Diese zwei Paare pumpen in zwei zunächst getrennte Kreisläufe. Das rechte Herz in den kleinen Kreislauf, das linke Herz in den großen Kreislauf. Der große Kreislauf wird auch Systemkreislauf, der kleine Kreislauf auch als Lungenkreislauf bezeichnet. Die Namensgebung beruht demzufolge auf dem vorrangigen Versorgungsgebiet des linken bzw. rechten Herzens. Die beiden Kreisläufe sind in einer Endlosschleife hintereinander geschalten, so wird die gleiche Menge Blut, welche die Lunge passiert, in der gleichen Zeit durch den restlichen Körper gepumpt. Pumpt eine Herzhälfte ein vermindertes Volumen kommt es zu einer Stauung, die als Herzinsuffizienz bezeichnet wird.

Kardiologen sind auf die Untersuchung und die in erster Linie medikamentöse Therapie von Herzerkrankungen spezialisiert. Die Verpflanzung tierischer oder künstlicher Herzklappen und die chirurgische Korrektur von Herzfehlern werden von spezialisierten Herzchirurgen durchgeführt. Um kindliche Herzpatienten kümmern sich die Kinderkardiologen, die zusätzlich ausgebildete Pädiater, also Kinderärzte, sind. Heutzutage ist die Erfolgsquote einer chirurgischen oder medikamentösen Therapie am Herzen so groß, dass immer mehr Patienten das Erwachsenenalter erreichen. Daher rückt die interdisziplinäre Zusammenarbeit dieser Fachdisziplinen auch immer weiter ins Zentrum ganzheitlicher Ansätze.

28   Vgl. Høystad, 2006; Vgl. Renz-Polster, 2012

5. Welche Aussage lässt sich aus dem Text ableiten?

(A) Bei der Herzinsuffizienz kommt es zu einem verminderten Blutfluss aus den Vorhöfen in die Herzkammern.

(B) Bei Vorhofflimmern pumpen die Vorhöfe das Blut zu schnell in die Herzkammern.

(C) Rote Blutkörperchen sind aktiv bewegliche Transportzellen des Blutes.

(D) Das linke Herz versorgt den Lungenkreislauf.

(E) Nur ein geringer Teil des Blutvolumens wird aktiv von den Vorhöfen in die Herzkammern gepumpt.

6. Welche Aussage lässt sich aus dem Text ableiten?

(A) Pädiater haben sich auf die Behandlung von Kinderherzen spezialisiert.

(B) Kardiologen können Herzklappenfehler chirurgisch behandeln.

(C) Das rechte Herz versorgt den Systemkreislauf.

(D) Bei unterschiedlichen Herzzeitvolumina (Volumen pro Zeit) des linken und rechten Herzens, kommt es zur Ausbildung einer Herzinsuffizienz.

(E) Die Kontraktion des Herzens muss aktiv, willentlich gesteuert werden.

7. Welche Aussage lässt sich aus dem Text nicht ableiten?

(A) Der Mensch besitzt zwei Herzkammern mit jeweils einem vorgeschalteten Vorhof.

(B) Beim Menschen sind der Lungen- und der Systemkreislauf hintereinander in Reihe geschalten.

(C) Durch den Lungenkreislauf wird aufgrund des erhöhten Widerstandes ein geringeres Volumen gepumpt, als durch den Systemkreislauf.

(D) Der Herzmuskel kontrahiert sich unbewusst.

(E) Herzklappen haben eine Ventilfunktion und Vorhöfe beschleunigen die Füllung der Herzkammern.

Der Vater der Genetik[29]

Gregor Johann Mendel wurde in Heinzendorf (Tschechien) am 20. Juni 1822 als Sohn einer Bauernfamilie geboren. Dementsprechend wurde er bereits früh zur Arbeit im Garten und auf dem Feld herangezogen. Dabei vermittelte ihm die Veredelung der elterlichen Obst- bäume gewissermaßen ein erstes genetisches Verständnis. Nach erfolgreichem Abitur be- gann er ein Studium, welches er aufgrund einer finanziellen Notlage abbrechen musste. Um weiter studieren zu können, trat er 1843 einem Augustinerkloster in Altbrünn bei und begann seine ersten biologischen Forschungen. Mit dem Studium der Theologie und der Landwirtschaft wollte Gregor Mendel eine Stelle als Lehrer am Gymnasium antreten. Er be- stand allerdings eine wichtige Lehramtsprüfung nicht. Daraufhin vertiefte er sein Wissen durch ein Studium der Naturwissenschaften in Wien. Dort kam er in Kontakt mit anderen bedeutenden Wissenschaftlern wie Franz Unger und Christian Doppler, dem Entdecker des Doppler-Effekts. Doch auch die erneute Lehramtsprüfung misslang, sodass er sich wieder den bereits im Kloster begonnenen Forschungen widmete. Dazu zählten unter anderem Kreuzungsversuche mit der Erbsenart Pisum sativum. Gregor Johann Mendel nimmt diese Ergebnisse als Grundlage für die Veröffentlichung seiner ersten Abhandlungen zur Verer- bungslehre. Denn Mendel gelang es Gesetzmäßigkeiten bei der Vererbung von Merkmalen zu ermitteln. Hieraus wurden später die drei Mendelschen Regeln abgeleitet. Die erste Re- gel ist die Uniformitätsregel, sie bezieht sich auf die direkten Nachkommen von homozygo- ten, also reinerbigen, Individuen, die sich nur in einem Merkmal unterscheiden. Die Regel besagt, dass die Nachkommen, bezogen auf dieses Merkmal, untereinander gleich sind, so- zusagen uniform. Der zweiten Regel – der sogenannten Spaltungsregel – zufolge werden die Merkmale von mischerbigen Individuen in der nachfolgenden Generation nicht mehr uniform weitergegeben, sondern nach einem bestimmten Zahlenverhältnis aufgespalten. Die dritte dieser Regeln, die Unabhängigkeitsregel, beschreibt den Vererbungsvorgang von zwei Merkmalen bei der Kreuzung reinerbiger Individuen und deren Nachkommen. Diese Merkmale werden dann unabhängig voneinander vererbt und es können Neukombinatio- nen der Merkmale auftreten. Eine Neukombination stellt eine in keiner vorangegangenen Generation vorkommende Verteilung der Merkmale dar. Diese Regeln gelten allerdings nur, wenn die Merkmale unabhängig voneinander, das heißt nicht auf ein- und demselben Chro- mosom liegend, auftreten. Die Gesetze Mendels wurden seit ihrer Anerkennung vorwie- gend in der Tier- und Pflanzenzucht sowie bei Abstammungsgutachten verwendet. Aner- kannt wurden sie allerdings erst sehr spät nach dem Tod von Gregor Mendel, der später auch als „Vater der Genetik" bezeichnet wurde. Er verstarb im Jahr 1884 in Brünn. Erst zu Beginn des 20. Jahrhunderts, nachdem weitere Wissenschaftler die von ihm beschriebenen Gesetzmäßigkeiten wiederentdeckten, setzten sich seine Regeln als Fundament der Ver- erbungslehre durch.

---

29 Vgl. ThePeopleLexicon, 2015

8. Welche der folgenden Aussagen lassen sich aus dem Text ableiten?

I. Mendel begründete mit seiner Forschung im 18. Jahrhundert die Grundlagen der Vererbungslehre.

II. Bei seinen Kreuzungsversuchen forschte Mendel unter Verwendung von Erbsen.

III. Die von Mendel aufgestellten Regeln gelten nur, wenn die zu untersuchenden Merkmale auf dem gleichen Chromosom liegen.

(A) I und II sind richtig.

(B) Nur II ist richtig.

(C) I und III sind richtig.

(D) II und III sind richtig.

(E) Keine Aussage ist richtig.

9. Welche der folgenden Aussagen lassen sich aus dem Text ableiten?

I. Die Uniformitätsregel bezieht sich auf die Nachkommen homozygoter Organismen und besagt, dass alle Nachkommen hinsichtlich des untersuchten Merkmals gleich sind.

II. Die Spaltungsregel besagt, dass Nachkommen reinerbiger Individuen hinsichtlich der Ausprägung des untersuchten Merkmals nicht mehr uniform sind.

III. Die Unabhängigkeitsregel bezieht sich auch auf die die Vererbung zweier Merkmale von homozygoten Individuen.

(A) Nur I ist richtig.

(B) Nur II ist richtig.

(C) I und II sind richtig.

(D) I und III sind richtig.

(E) Alle Aussagen sind richtig.

Artbildung[30]

Wenn zwei Individuen die Eigenschaft verlieren gemeinsam reproduktionsfähige Nachkommen zu zeugen, spricht man von zwei verschiedenen Arten. Ein Beispiel hierfür sind Pferde und Esel. Kreuzt man diese zwei Arten entstehen Maultiere. Die Nachkommen sind zwar lebensfähig, können aber selbst keine Nachkommen zeugen. In der Evolutionsgeschichte entstehen eine oder mehrere Arten aus einer gemeinsamen Stammart. Die Wissenschaft ging ursprünglich davon aus, dass beim Menschen eine Art auf die nächste folgte. Heute ist man der Auffassung, dass die verschiedenen Menschenarten parallel zueinander lebten. Man unterscheidet unter anderem zwischen zwei Isolationsmechanismen. Zum einen beschreibt man die allopatrische Artbildung. Hierbei geht man davon aus, dass die geographische Trennung von Individuengruppen einer Stammart zu einer Isolation der Genpools führt. Werden diese zwei Populationen räumlich klar voneinander getrennt, wie es etwa in der Eiszeit der Fall gewesen sein könnte, entstehen zwei voneinander völlig isolierte Populationen, zwischen denen kein Genaustausch mehr stattfinden kann. Es folgt eine zwangsweise voneinander unabhängige Entwicklung gemäß der, durch Mutation erworbenen, Veränderungen innerhalb der Populationen. Vermischen sich diese zwei Populationen auch nach der räumlichen Trennung nicht mehr, ist eine neue Art entstanden. Diese Form der Artbildung ist häufig im Tierreich anzutreffen und spielt auch beim Menschen und anderen Säugetieren eine zentrale Rolle. Diesem Mechanismus entgegen steht die sympatrische Artbildung, welche jedoch vor allen Dingen bei Pflanzenarten, weniger im Tierreich beschrieben wird. Hierbei geht die Artbildung ohne räumliche Isolation vor sich, es entstehen neue Arten im Gebiet der ursprünglichen Stammart. Bei vereinzelten Tierarten wurde dieser Mechanismus in neuerer Zeit ebenfalls beobachtet, als Beispiel gelten bestimmte afrikanische Fischarten, bei denen man die Erklärung der beschriebenen Isolationsmechanismen in Faktoren wie der spezifischen Präferenz in der Partnerwahl findet.

---

30   Vgl. Wikipedia – Artbildung, 2014

10. Welche der folgenden Aussagen lassen sich aus dem Text ableiten?

I. Man unterscheidet zwischen allopatrischer, sympatrischer und geographischer Artbildung.

II. Die allopatrische Artbildung ist ein bedeutender Prozess in der Artbildung von Säugetieren.

III. Die sympatrische Artbildung ist vor allem in der Pflanzenwelt von besonderer Bedeutung.

(A) I und III sind richtig.
(B) Nur II ist richtig.
(C) II und III sind richtig.
(D) Nur I ist richtig.
(E) Alle Aussagen sind richtig.

11. Welche der folgenden Aussagen lassen sich aus dem Text ableiten?

I. In der sympatrischen Artbildung entstehen neue Arten auf dem Gebiet einer ursprünglichen Stammart.

II. Artbildung scheint nach moderner Ansicht ein Prozess allein beruhend auf der spontanen Mutation von Einzelindividuen zu sein.

III. Eine Art kann keine Nachkommen mit einer anderen Art zeugen.

(A) Nur III ist richtig.
(B) I und III sind richtig.
(C) II und III sind richtig.
(D) Nur I ist richtig.
(E) Keine Aussage ist richtig.

12. Welche der folgenden Aussagen lassen sich aus dem Text ableiten?

I. Pferde und Esel sind zwei verschiedene Arten, weil sie keine Nachkommen zeugen können.

II. Die Wissenschaft geht inzwischen davon aus, dass sich die menschliche Art sukzessiv, also nachfolgend, entwickelt hat.

III. Die räumliche Trennung von Individlengruppen führt zu Mutationen des Genpools und lässt dadurch neue Arten entstehen.

(A) Nur III ist richtig.
(B) I und II sind richtig.
(C) II und III sind richtig.
(D) Nur I ist richtig.
(E) Keine Aussage ist richtig.

4. SIMULATION 4

Bearbeitungszeit: 35 Minuten

Knochen im Wachstum[31]

Die Knochen sind bei der Geburt noch nicht vollständig ausgebildet. Knochen entwickeln sich im Laufe des Lebens und können sich auch im höheren Alter regenerieren. Dabei können sie nicht durch Ausdehnung oder durch Vergrößerung von innen heraus wachsen, sondern wachsen stets durch äußere Anlagerung. Der Körper lagert dabei entweder Bindegewebe (desmal) oder Knorpelgewebe (chondral) an. Dementsprechend werden die Vorgänge entweder als desmale Ossifikation oder als chondrale Ossifikation bezeichnet. Das Produkt der desmalen Ossifikation nennt man Deckenknochen, das Produkt der chondralen Ossifikation nennt man Ersatzknochen. Zu den Deckenknochen gehören unter anderem die Schädelknochen und die Gesichtsknochen, diese sind bereits bei Geburt verknöchert. Sie sind Entwicklungsgeschichtlich gesehen sehr alt. Manche Ersatzknochen bilden sogenannte Knochenkerne. Diese bilden sich im Knorpel und werden über die Jahre größer und bauen dabei den umliegenden Knorpel bis auf die Gelenksflächen ab. Diese Knochenkerne entstehen beim Menschen stets in der selben zeitlichen Abfolge. Während manche schon bei der Geburt vorhanden sind, folgen andere erst im Schulkindesalter. Dies kann man sich zu Nutze machen, um das Skelettalter zu bestimmen. Vergleicht man in Normtabellen das Kindesalter, die gemessene Größe und die Knochenkerne die man auf einem Röntgenbild bestimmt hat, kann man ziemlich präzise die zu erwartende Größe beim Erwachsenen errechnen. Ein Beispiel: Ein Junge ist deutlich kleiner als seine Mitschüler. Er ist 14 Jahre alt und auf dem Röntgenbild zeigen sich Knochenkerne eines Zehnjährigen. Sein Knochenalter ist also jünger als sein eigentliches Alter, das bedeutet er wird seine Mitschüler später im Wachstum noch einholen, da er seinem Knochenalter zufolge noch ein großes Wachstumspotenzial besitzt. Wäre der gleiche Schüler jedoch viel kleiner als seine Mitschüler und die Knochenkerne wären altersentsprechend ausgeprägt, würde man eine Hormontherapie in Betracht ziehen. Hiermit könnte einem verminderten Wachstum entgegengewirkt werden.

---

31   Vgl. Lippert et al., 2010

1. **Welche Aussage lässt sich aus dem Text ableiten?**
(A) Deckenknochen entstehen aus chondraler Ossifikation.
(B) Knochen wachsen durch Knochenkerne von innen heraus.
(C) Die zu erwartende Größe lässt sich erst im frühen Erwachsenenalter vorhersagen.
(D) Ein Kind jungen Knochenalters hat tendenziell ein größeres Wachstumspotenzial als ein Kind fortgeschrittenen Knochenalters.
(E) Alle Knochenkerne entstehen im Schulkindesalter.

2. **Welche Aussage lässt sich nicht aus dem Text ableiten?**
(A) Die Knochenkerne entstehen stets in der gleichen zeitlichen Abfolge.
(B) Bei manchen Deckenknochen entstehen Knochenkerne, durch Abbau von chondralem Gewebe.
(C) Knochenkerne verändern ihre Größe im Laufe der Jugend.
(D) Manche Knochen sind bereits bei Geburt verknöchert.
(E) Knochen wachsen durch äußere Anlagerung.

3. **Ein 12-jähriges Mädchen ist im Vergleich zu ihren Mitschülern zu klein. Auf dem Röntgenbild lässt sich ein Skelettalter/Knochenalter von 15 Jahren bestimmen. Welche Aussage trifft zu?**
(A) Das Mädchen wird das Wachstum ihrer Mitschülerinnen wahrscheinlich später noch einholen.
(B) Das Mädchen wird wahrscheinlich größer als die Mitschülerinnen werden.
(C) Das Mädchen besitzt zu viele Knochenkerne für ihr Alter.
(D) Das Mädchen wird wahrscheinlich kleiner als die Mitschülerinnen bleiben.
(E) Die Konstellation lässt keine Aussage über die zu erwartende Größe zu.

Kohlenhydrate in der Ernährung[32]

Kohlenhydrate sind eine Stoffklasse, die für die Ernährung und die moderne Wissenschaft eine große Bedeutung haben. Man zählt zu den Kohlenhydraten vor allem die verschiedenen Zuckerformen und die Stärke. Den größten Anteil der Kohlenhydrate in der menschlichen Ernährung machen Mehrfachzucker (zumeist in Form von Stärke) aus. Zweifachzucker machen einen vergleichsweise kleinen Anteil (ca. ein Drittel der Kohlenhydrate der Nahrung) aus. Zumeist liegen sie in Form von Milchzucker (Lactose) und Haushaltszucker (Saccharose) vor. Einfachzucker haben mit nur ca. 3% den geringsten Anteil an den zugeführten Kohlenhydraten, hier ist vor allem der Fruchtzucker (Fructose) vertreten. Die Kohlenhydrate können nur aufgenommen werden, wenn sie vorher vollständig zu Einzelzuckern zerlegt wurden. Diese sogenannten Monosaccharide die aufgenommen werden heißen Traubenzucker (Glucose), Schleimzucker (Galaktose) und Fructose. Für die Aufgabe der Spaltung der Kohlenhydrate stehen dem Körper verschiedene Enzyme zur Verfügung. Das Enzym Amylase spaltet Mehrfachzucker in Zweifachzucker. Dies geschieht bereits im Mund durch die Sekrete der Mundspeicheldrüse und im Zwölffingerdarm durch die Pankreassekrete. Doch bevor der Darm die Zweifachzucker resorbieren (aufnehmen) kann, müssen sie zuvor durch ein weiteres Enzym, die Oligosaccharidase, erneut gespalten werden. Die entstandenen Monosaccharide können nun von den Darmzellen aufgenommen und weitergeleitet werden. Ballaststoffe gehören auch zu der Familie der Kohlenhydrate, diese sind aber für den menschlichen Körper weitgehend unverdaulich. Nichts desto trotz sind sie ein wichtiger Bestandteil der menschlichen Ernährung und gelten als gesund, da sie den Prozess der Verdauung verlangsamen und damit eine langanhaltend sättigende Wirkung haben. Typische Ballaststoffe sind zum einen Cellulose, die in Getreide, Obst, Gemüse und allen Pflanzen vorkommt – sie macht bis zu 50% der Zellwände bei Pflanzen aus – zum anderen Chitin, das vor allem in Pilzen und Insekten vorkommt. Darüber hinaus sind viele weitere Ballaststoffe bekannt. Der Grund für ihre Unverdaulichkeit liegt in der Bindungsart zwischen den Einfachzuckern, der sogenannten β-glycosidischen Bindung, da der menschliche Körper ausschließlich Enzyme besitzt, welche nur die sogenannte α-glycosidische Bindungen spalten können.

32   Vgl. Wikipedia – Ballaststoffe, 2014

4. Welche Aussage lässt sich nicht aus dem Text ableiten?

(A) In der menschlichen Ernährung machen Monosaccharide einen kleinen Anteil der zugeführten Kohlenhydrate aus.

(B) Darmzellen können nur Kohlenhydrate in Form von Monosacchariden aufnehmen.

(C) Ballaststoffe sind zu großen Teilen unverdauliche Kohlenhydrate.

(D) Cellulose ist in fast allen Pflanzen enthalten und kommt vor allem in Pilzen vor.

(E) Menschliche Enzyme können nur α-glycosidische Bindungen spalten.

5. Welche Aussage lässt sich aus dem Text ableiten?

(A) Fructose hat den höchsten Anteil aller Zweifachzucker an der menschlichen Ernährung.

(B) Stärke spielt in der menschlichen Ernährung eine vernachlässigbare Rolle.

(C) Traubenzucker ist ein Einfachzucker.

(D) Schleimzucker besteht aus Galactose und Glucose.

(E) Fruchtzucker wird auch als Laktose bezeichnet.

Die Schreibweisen der Chemie[33]

Die organische Chemie befasst sich fast ausschließlich mit Molekülen, Verbindungen und Reaktionen, die auf Verbindungen mit Kohlenstoff basieren. Alle Bausteine des derzeit bekannten Lebens bestehen aus einem Grundgerüst aus Kohlenstoff. Um das Verhältnis der Anzahl der Atome in einem Molekül darzustellen, kann man die sogenannte Summenformel verwenden. Bei ihr werden die Atome mit ihrem Symbol aus dem Periodensystem, also mit ein oder zwei Buchstaben abgekürzt, und die Anzahl in dieser Verbindung mit einer tiefstehenden Zahl ergänzt. Diese Zahl befindet sich immer rechts unten, wobei die Ziffer „1" nie geschrieben wird. Es gibt verschiedene Möglichkeiten die Atome anzuordnen. Bei der Hill-Methode werden zuerst die Kohlenstoffe, dann die Wasserstoffe und die restlichen Atome streng alphabetisch angeordnet. Ein Beispiel hierfür wäre der Traubenzucker der wie folgt dargestellt wird: $C_6H_{12}O_6$. Die Hill-Methode ist die am häufigsten verwendete Darstellungsform der Summenformeln in der organischen Chemie. Die Summenformel wird aber nur selten in der organischen Chemie verwendet, da sie keinen Hinweis auf die Anordnung der Atome zueinander ermöglicht. Eine Darstellungsform die die strukturelle Anordnung besser abbildet und daher häufig verwendet wird ist die sogenannte Strukturformel. Die gebräuchlichste Strukturformel-Methode ist die Elektronen- oder auch Lewis-Schreibweise. Bei ihr werden die äußersten Elektronen eines Elements mit Punkten und Elektronenpaare mit Strichen um das Symbol des Elements dargestellt. Wasserstoff hätte demnach nur einen Punkt, Sauerstoff zwei Punkte und zwei Striche und Kohlenstoff insgesamt vier Punkte. Die einzelnen Elektronen der Atome sind sehr reaktiv und bilden gerne Atombindungen mit freien Elektronen anderer Elemente. Solche kovalenten Atombindungen werden wiederum mit Strichen dargestellt. Je nachdem wie viele Elektronenpaare sich zu kovalenten Bindungen verbunden haben werden Striche zwischen den verbundenen Elementen gezeichnet (ein Strich bei nur einer Paarbildung, zwei Striche bei einer Doppelbindungen (zwei Elektronenpaaren) oder drei Striche bei einer Dreifachbindung). In der anorganischen Chemie wird eine andere Methode gewählt. Bei dieser Methode werden die Atome nach ihrer Elektronennegativität geordnet und zwar von niedriger Elektronennegativität (links) zu höherer Elektronennegativität (rechts). Ein klassisches Beispiel ist Kochsalz: dieses wird NaCl geschrieben und nicht alphabetisch ClNa.

---

33   Vgl. Wikipedia – Chemische Formel, 2014

6. **Welche Aussage lässt sich aus dem Text ableiten?**

(A) Die Summenformel ist eine häufig verwendete Darstellungsform in der organischen Chemie.

(B) Die Lewis-Schreibweise ist eine häufig verwendete Darstellungsform in der organischen Chemie.

(C) Die Summenformel ist die am häufigsten verwendete Schreibweise in der organischen Chemie.

(D) Die Strukturformel gibt keinen Hinweis auf die Anzahl der Atome in einer Verbindung.

(E) Die Summenformel ist nach kovalenten Bindungen strukturiert.

7. **Welche Aussage lässt sich nicht aus dem Text ableiten?**

(A) Kochsalz würde gemäß der Hill-Methode als ClNa bezeichnet werden.

(B) Alle Bausteine des Lebens bestehen auf Grundlage einer Kohlenstoffbasis.

(C) Bei der Strukturformel liegt das Augenmerk auf der Anordnung der Elemente.

(D) Das Periodensystem hat keinen Einfluss auf die verschiedenen Schreibweisen.

(E) Die Elektronenschreibweise gehört zu den Strukturformeln.

8. **Welche Schreibweise entspricht der Darstellung mit der Hill-Methode?**

(A) $C-H_3=C-H_3$

(B) C_2H_6O

(C) $Al_2S_3O_{12}$

(D) H_6C_6

(E) CH_3-CH_3

Das Pinealorgan[34]

Bereits in der Antike zerbrachen sich Ärzte und Philosophen den Kopf über das menschliche Pinealorgan. Herophilos, der „Vater der Anatomie", lebte von 335 bis 280 vor Christus. Seiner Meinung nach war das Pinealorgan eine Schleuse für den menschlichen Gedankenstrom. Claudius Galenus, welcher von 130 bis 200 nach Christus lebte, entdeckte schon früh den drüsenartigen Aufbau dieser Struktur, bis der französische Philosoph und Begründer des Rationalismus René Descartes (1596–1650) später folgerte, dass dieses Organ eine Verbindung zwischen den verschiedenen Sinneseindrücken herstellte. Er nahm an, dass es zwischen der Zirbeldrüse und den Augen eine direkte Verbindung gab. Er behauptete: „Es gibt eine kleine Drüse im Gehirn, in der die Seele ihre Funktion spezieller ausübt, als in jedem anderen Teil des Körpers". Descartes schlussfolgerte, dass das Pinealorgan Sitz der Seele sei.

Das Pinealorgan, welches im Deutschen aufgrund seiner Struktur auch häufig als Zirbeldrüse bezeichnet wird, ist eine spezifische Struktur des Säugetiergehirns. Sie ist eine 0,6–1 cm große Struktur und zählt evolutionär zum Dienzephalon (Mittelhirn). Die organtypischen Zellen des Pinealorgans sind die Pinealozyten, die das Pinealhormon Melatonin bilden und über den Blutkreislauf an den Organismus abgeben. Aufgrund der Unkenntnis über ihre Funktion wurde das Pinealorgan in der Medizin lange als ein Atavismus, als ein rudimentäres Überbleibsel angesehen. Inzwischen steht fest, dass das Pinealorgan evolutionshistorisch modifizierten Photorezeptorzellen entspricht, jedoch bei Säugetieren nicht mehr zur visuellen Wahrnehmung der Umgebung dient. Vielmehr übermittelt das Pinealorgan Informationen über die Photoperiode in Form von neuronalen und endokrinen Signalen an den Organismus. Durch diese vorwiegend rhythmische Ausschüttung von Melatonin werden viele physiologische Funktionen, unter anderem auch der Schlaf-Wachrhythmus, Bereiche des Immunsystems und der Fortpflanzungszyklus reguliert. Eine Störung des Pinealorgans, wie beispielsweise durch einen Tumor, kann bei Kindern unter anderem zu einer vorzeitigen Pubertät führen.

34   Vgl. Ekström & Meissl, 1997; Vgl. Lüllmann-Rauch, 2012; Vgl. Wikipedia – Zirbeldrüse, 2014

9. Welche der folgenden Aussagen lassen sich aus dem Text ableiten?

I. René Descartes beschäftigte sich mit dem Pinealorgan und wirkte im 17. Jahrhundert.
II. Das Pinealorgan kommt in allen Lebewesen vor.
III. Eine Störung des Pinealorgans kann sich in Form von Schlafstörungen äußern.

(A) Nur I ist richtig.
(B) Nur II ist richtig.
(C) I und II sind richtig.
(D) I und III sind richtig.
(E) Alle Aussagen sind richtig.

10. Welche dieser Aussagen über das Pinealorgan ist falsch?

(A) Die organtypischen Zellen des Pinealorgans sind Pinealozyten.
(B) Pinealozyten produzieren Melatonin.
(C) Reptilien besitzen nur ein rudimentäres Pinealorgan.
(D) Tumore an der Zirbeldrüse können zu einer verfrühten Pubertät bei Kindern führen.
(E) Das Pinealorgan reguliert den Schlaf-Wachrhythmus.

Adenosintriphosphat[35]

Der wichtigste Energieträger in den Zellen von lebenden Organismen ist Adenosintriphosphat (ATP). Das Vorkommen von ausreichend ATP ist Grundvoraussetzung für die Funktion und Aufrechterhaltung verschiedenster physiologischer Systeme im Organismus, da für die in den Zellen ablaufenden chemischen und biologischen Reaktionen Energie benötigt wird. Die Bereitstellung dieser Energie geschieht über das Molekül ATP. Die Bindungen der drei Phosphatgruppen, aus denen ATP unter anderem besteht, sind sehr energiereiche chemische Bindungen. Die Phosphatgruppen sind über sogenannte Phosphoanhydrid-Bindungen miteinander verbunden. Werden diese Bindungen enzymatisch gespalten, entsteht im ersten Schritt das Adenosindiphosphat (ADP) bzw. im zweiten Spaltungsschritt das Adenosinmonophosphat (AMP). Dabei werden jeweils etwa 30 kJ/mol Energie frei. Dieser freiwerdende Energiebetrag ermöglicht die Aufrechterhaltung lebenswichtiger Stoffwechselvorgänge in den Zellen. Dabei dient ATP als Energiequelle für die grundlegendsten Stoffwechselprozesse aller Organismen. In pflanzlichen und tierischen Zellen liefert es die Energie für die Synthese von organischen Molekülen. Es spielt ebenfalls eine große Rolle bei aktiven Transportprozessen in den Zellen über biologische Membranen hinweg sowie bei der Kontraktion der Muskeln. Entdeckt wurde das Molekül ATP erstmals vom deutschen Biochemiker Karl Lohmann, der 1898 in Bielefeld geboren wurde und 1978 in Berlin verstarb. Wladimir Alexandrowitsch Engelhardt postulierte 1935, dass ATP eine wesentliche Rolle bei der Muskelkontraktion inne hat und Fritz Lipmann erkannte 1939–1941 schließlich seine zentrale Rolle als Hauptenergiequelle für alle Zellen. Die chemische Synthese von ATP wurde erstmals 1949 von James Baddiley und Alexander Robertus Todd veröffentlicht. Welche Enzyme genau an der Synthese von ATP beteiligt waren, fand 1961 Efraim Racker heraus. Dass ATP ebenfalls ein wichtiger Bestandteil der Atmungskette war entdeckte Herman Kalckar bereits 1937. Der Vorrat an gespeichertem ATP in Muskelzellen (ca. 6 mmol/kg Muskel) reicht bei maximaler Belastung nur 2–3 Sekunden. Um ausreichend ATP, während starker Muskelbeanspruchung, zu erzeugen müssen die Muskelzellen folglich Glucose zu Lactat verarbeiten. Lactat selbst wird dann in der Leber unter Verbrauch von ATP wieder zu Glucose resynthetisiert. Diese Glucose wird dann dem Muskel als Energiequelle zur Verfügung gestellt. Ein durchschnittlicher erwachsener Mensch von etwa 80 kg, verbraucht an einem Tag etwa 40 kg ATP (= 78,8 mol oder 1025 Moleküle). Diese 40 kg ATP werden im Laufe des Tages durch konstante, andauernde Synthese produziert, sodass keine Energie verloren geht. Der ATP-Umsatz kann bei intensiver Arbeit bis auf 0,5 kg pro Minute ansteigen.

35   Vgl. DeutscheSporthochschuleKöln, 2014; Vgl. Hailer, 2014; Vgl. Wikipedia – Adenosintriphosphat, 2014; Vgl. Zeeck, 2010

11. Welche Aussagen lassen sich aus dem Text ableiten?

I. Muskeln können binnen weniger Sekunden ATP produzieren.

II. ATP dient nur in tierischen Zellen als Energiespeicher vor.

III. Bei der kompletten enzymatischen Spaltung von ATP werden insgesamt 60 kJ/mol Energie frei.

IV. ATP enthält drei Phosphatgruppen.

V. ATP ist ein humanspezifisches (für den Menschen spezifisches) Molekül.

(A) I, II, III und IV sind richtig.

(B) I, III und IV sind richtig.

(C) I, II und IV sind richtig.

(D) Nur IV ist richtig.

(E) Keine Aussage ist richtig.

12. Welche dieser Aussagen zu ATP in Muskelzellen ist richtig?

(A) Verbrauchtes ATP kann nur in der Leber wiederhergestellt werden.

(B) Man benötigt 30 kJ um verbrauchtes ATP wiederherzustellen.

(C) Lactat wird in der Leber gebildet.

(D) ATP wird ausschließlich für die Muskelkontraktion verwendet.

(E) Keine Aussage ist richtig.

5. SIMULATION 5

Bearbeitungszeit: 35 Minuten

Aphasieformen[36]

Ein Schlaganfall ist eine akut auftretende funktionelle Einschränkung des Gehirns, die durch eine kritische Störung der Blutversorgung desselben auftritt. Häufig führt sie zu einem permanenten Verlust von Funktionen des Zentralnervensystems. Als weitere Ursachen für einen Schlaganfall können arterielle Embolien durch Blutgerinnsel, Thrombosen der venösen Abflussgefäße, Gefäßverengungen durch Vasokonstriktionen (Gefäßverkrampfungen), Gefäßrupturen (Risse) infolge eines erhöhten Blutdrucks oder aber spontane Blutungen infrage kommen. Eine der zahlreichen funktionalen Konsequenzen eines Schlaganfalls ist die Aphasie. Sie kennzeichnet den Verlust der Sprachfähigkeit. Andere Sprachstörungen, beispielsweise eine verzögerte Sprachentwicklung bei Kindern oder Stottern, werden nicht zu den Aphasieformen gezählt. Die Ausprägung einer Aphasie kann sehr unterschiedlich sein. Zumeist kommt es zu einer Einschränkung der Sprachfähigkeit. Die Betroffenen haben dann oft Probleme die richtigen Wörter zu finden bzw. sie auszusprechen. Bei einer Aphasie können die Sprachgestalt (Morphologie), die Wortbedeutung (Semantik), der Wortschatz, die Satzbildung (Syntax) und die Sprachlaute (Phonologie) betroffen sein. Es besteht allerdings auch die Möglichkeit eines Verlustes des Sprachverständnisses. Bei dieser Sprachstörung, sind jedoch nicht die sonstigen kognitiven Fähigkeiten betroffen. Für die Betroffenen ist es folglich bei einer isolierten Aphasie nach wie vor möglich Zusammenhänge zu erkennen und begreifen sowie ihre Umgebung wahrzunehmen. Jedoch ist der Zustand des „Kerkers der Sprachlosigkeit" für die Patienten oft besonders quälend, denn sie denken, verstehen und fühlen, können sich aber ihrer Umwelt nicht mitteilen. Generell unterscheidet man verschiedene Aphasieformen. Die globale Aphasie ist die schwerste Form der Sprachstörung, bei der alle sprachlichen Bereiche, wie spontanes Sprechen, Nachsprechen, Verstehen, Lesen und Schreiben, stark beeinträchtigt sind. Betroffene neigen zur Verwendung von sogenannten Sprachfloskeln, indem sie gebräuchliche Redensarten andauernd und ohne inhaltlichen Zusammenhang wiederholen. Bei einer Broca-Aphasie ist das Sprachverständnis gut erhalten, jedoch ist die Sprachmotorik gestört, wodurch sie langsam, stockend und in grammatikalisch unvollständigen Sätzen sprechen. Der Betroffene weiß, was er sagen will, kann es aber motorisch nicht umsetzen. Manchmal werden auch Laute oder Silben weggelassen oder das Zuhören bereitet Schwierigkeiten, da die Sprachverarbeitung verlangsamt ist und die Patienten das Gesprochene nicht rasch genug aufnehmen und verarbeiten können. Bei einer Wernicke-Aphasie bemerken die Betroffenen ihre Sprachstörung selbst nicht und sprechen oft mühelos und flüssig, jedoch enthält ihre Sprache inhaltliche und semantische Verdrehungen oder sie erfinden neue Worte (Neologismen). Die Sprache kann bis zur vollständigen Sinnlosigkeit entstellt sein, sodass eine Verständigung nicht mehr möglich ist. Die motorische Sprachbildung bleibt bei dieser Aphasieform jedoch unberührt. Bei einer amnestischen Aphasie handelt es sich um eine Wortfindungsstörung, bei der es zur geringen Vermittlung von Inhalten kommt.

---

36   Vgl. Wikipedia – Schlaganfall, 2014; Vgl. MedizInfo, 2014, DocCheckFlexikon, 2014

1. **Welche der folgenden Möglichkeiten ist keine sprachliche Störung bei einem Schlaganfall?**
(A) Globale Aphasie
(B) Broca-Aphasie
(C) Wernicke-Aphasie
(D) Regionale Aphasie
(E) Amnetische Aphasie

2. **Welche Aussage zur Aphasie beim Schlaganfall ist falsch?**
(A) Bei einer Wernicke-Aphasie ist unter anderem die Sprachmotorik eingeschränkt.
(B) Bei einer Aphasie gibt es verschiedene Formen.
(C) Bei einer Aphasie kann es unter Umständen zum vollständigen Sprachverlust kommen.
(D) Die schwerste Form der Aphasie ist die globale Aphasie.
(E) Bei einer Aphasie kann es zum Verlust der Syntax kommen.

3. **Welche Aussagen zur Aphasie beim Schlaganfall sind richtig?**
I. Bei einer Broca-Aphasie kommt es zur Bildung von Neologismen.
II. Der „Kerker der Sprachlosigkeit" ist oft quälend für Betroffene.
III. Bei einer Aphasie können Syntax, Morphologie oder Phonologie beeinträchtigt sein.
IV. Stottern wird zu den motorischen Aphasieformen gezählt.
V. Bei einer Broca-Aphasie kommt es häufig zum Verlust von Lauten.

(A) Nur I ist richtig.
(B) I und IV sind richtig.
(C) II, III, und V sind richtig.
(D) I, II, IV und V sind richtig.
(E) Alle Aussagen sind richtig.

Die Erforschung der Blutgruppen

Die Erforschung der Blutgruppen begann im Jahre 1628, als William Harvey den Blutkreislauf entdeckte. Einige Jahre später, im Februar 1666 führte der englische Arzt Richard Lower erstmals eine erfolgreiche Transfusion von Blut bei Hunden durch. Die erste Transfusion bei einem Menschen fand am 15. Juni 1667 statt. Allerdings war es keine Übertragung von Mensch zu Mensch, sondern von Tier zu Mensch. Jean-Baptiste Denis vollzog die erste aufgezeichnete erfolgreiche Transfusion von Tierblut in einen Menschen. Er transfundierte das Blut eines Lammes in einen Menschen. Auch Richard Lower berichtete im selben Jahr von einer erfolgreichen Transfusion zwischen Lamm und Mensch. Am 1. September 1818 fand im Londoner St. Guy's Hospital die erste Transfusion von Mensch zu Mensch statt. Der Patient von Dr. Blundell erhielt einen halben Liter Blut verschiedener Spender. Er überlebte den Eingriff jedoch nicht. Um das Jahr 1870 griff man, insbesondere in der Kriegschirurgie, aufgrund der Misserfolge bei Transfusionen von Mensch zu Mensch wieder auf Lammblut zurück. Der polnische Arzt F. Gesellius stellte 1873 fest, dass etwa die Hälfte aller durchgeführten Transfusionen tödlich endeten. Angesehene Ärzte, wie Leonard Landois und Theodor Billroth begannen daher ab 1874 Bluttransfusionen von Mensch zu Mensch zu verurteilen. Die Mediziner Vierordt, Valentin und Esmarch hielten daher nur Tierbluttransfusionen für erlaubt und Ludwig Traube schlug noch 1874 die Übertragung von ventiliertem Hammelblut vor und führte diese noch im selben Jahr durch. In den folgenden Jahren wurde sogar Ziegen- und Kuhmilch als Blutersatz verwendet. Ab 1884 wurden Salzlösungen aufgrund der gehäuften Abwehrreaktionen bei Bluttransfusionen verwendet, bis schließlich der Wiener Pathologe Dr. Karl Landsteiner 1901 das ABO-Blutgruppensystem postulierte. Für diese Entdeckung erhielt er nachträglich im Jahr 1930 den Nobelpreis für Medizin. A. Decastello und A. Sturli entdeckten 1902 die vierte Bluthauptgruppe AB. 1902 schlug Hektoen den Kreuztest als Verlässlichkeitstest vor, um unverträgliche Kombinationen auszuschließen. In der Folge erkennt Reuben Ottenberg die Mendelschen Vererbungsmerkmale der Blutgruppen und behauptet, dass die Blutgruppe 0 als Universalspender dienen kann. 1915 verwendet Dr. Richard Lewisohn vom Mount Sinai Hospital in New York erfolgreich Natriumcitrat als Gerinnungshemmer. Hiermit entfiel die Notwendigkeit das Blut direkt vom Spender auf den Empfänger zu übertragen. 1925 entdeckte Dr. Karl Landsteiner zusammen mit Philip Levine drei weitere Blutgruppen (N, M und P). Das Rhesus-System wurde 1940 von Landsteiner, Alex Wiener, Philip Levine und R.E. Stone entdeckt und als Ursache für die meisten verbliebenen Komplikationen von Bluttransfusionen ausgemacht. 1940 entwickelte Edwin Cohen eine Methode das Blutplasma in Fraktionen zu zerlegen. In der Folge konnten Albumin (erhöht den kolloidosmotischen Druck), Gammaglobulin (Antitoxin oder Antiserum; unterstützt das Immunsystem) und Fibrinogen (Basis für Gerinnungsmittel wie Faktor VIII; stillt Blutungen) für die klinische Verwendung verfügbar gemacht werden.

4. Welche der folgenden Aussagen lassen sich aus dem Text ableiten?

I. Richard Lower war Arzt im Mount Sinai Hospital in New York.

II. N, M und P sind Blutgruppen, die nicht von Karl Landsteiner entdeckt wurden.

III. Ventiliertes Hammelblut diente nie als Blutersatz.

IV. Der Kreuztest wurde von Vierordt entwickelt.

V. Mitte des 19. Jahrhunderts erhielt Dr. Karl Landsteiner für seine Entdeckungen den Medizinnobelpreis.

(A) I, II und III sind richtig.

(B) II, IV und V sind richtig.

(C) I, II, III und IV sind richtig.

(D) II und III sind richtig.

(E) Keine Aussage ist richtig.

5. Welche der folgenden Aussagen lassen sich nicht aus dem Text ableiten?

I. Nur Karl Landsteiner entdeckte N, M und P als Blutgruppen.

II. William Harvey entdeckte den Blutkreislauf.

III. In der Kriegschirurgie griff man vermehrt auf Lammblut zurück.

IV. Dr. Blundell erhielt etwa einen halben Liter Blut von verschiedenen Spendern.

V. Die erste Mensch zu Mensch Bluttransfusion fand im Mount Sinai Hospital statt.

(A) I, II und III lassen sich nicht ableiten.

(B) I, II, III und IV lassen sich nicht ableiten.

(C) I, IV und V lassen sich nicht ableiten.

(D) IV und V lassen sich nicht ableiten.

(E) I und V lassen sich nicht ableiten.

Bluttransfusion

Anfang der 1940er Jahre fand Samuel Mitja Rapoport einen Zusatz, der die Haltbarkeit von Blutkonserven auf drei Wochen verlängerte. 1985 wurden die ersten HIV-Tests für Blutkonserven in den USA eingeführt und 1987 wurden zwei weitere indirekte Tests für Hepatitis B entwickelt und eingesetzt. Hierbei handelte es sich um den Hepatitis B Core-Antigen-Test und der Alaninaminotransferase-Test. Letzterer konnte allerdings frühestens 4 bis 12 Wochen nach der Infektion die erhöhten Alaninaminotransferasen erkennen wodurch eine Infektion bei einmaliger Testung nicht sicher ausgeschlossen werden konnte. 1990 wurde dann schließlich der erste Test für Hepatitis C eingeführt. Seit 1992 wird das Spenderblut auf HIV-1 und HIV-2 Antikörper getestet. 1996 wurden Tests eingeführt, die erstmals nach dem spezifischen HIV Antigen p24 suchten und somit das Testverfahren verbesserten und beschleunigten, da nun nicht mehr auf Antikörper getestet werden musste, welche erst drei bis fünf Wochen nach der Infektion nachgewiesen werden konnten, sondern ein spezifisches Virusprotein nachgewiesen wurde.

Die Einführung der PCR für den Nachweis von HCV- und HIV-Nukleinsäuren vollzog sich schließlich 1999. 2001 wurde die Leukozytenentfernung aus Blutkonserven verbindlich vorgeschrieben, 2003 kam es zur Einführung des Predonation-Samplings. Heute berücksichtigt man bei der Bestimmung der Verträglichkeit von Blutkonserven bis zu 40 Parameter, die unter anderem auch die für die Transplantatabstoßung verantwortlichen Gewebeantigene berücksichtigen. Durch diese immer aufwendigeren Tests liegt der Preis für eine Blutkonserve inzwischen bei über 140 €.

Das gespendete Vollblut wird im ersten Schritt in seine einzelnen Bestandteile zerlegt. Durch die „Inline-Filtration" werden mittels spezieller Filter weiße Blutkörperchen und Blutplättchen (zusammen als „buffy-coat" bezeichnet) aus dem Vollblut entfernt. Anschließend werden durch Zentrifugation Erythrozyten und Blutplasma voneinander getrennt und in jeweils eigene Beutel abgepumpt. Der „buffy-coat", der aus Leukozyten und Thrombozyten besteht, wird zu einem Thrombozytenkonzentrat weiterverarbeitet. Die darin enthaltenen Leukozyten, die Bestandteil des Immunsystems sind, müssen entfernt werden, da durch sie Infektionserreger übertragen werden können und das Risiko einer Infektion bei einer Transfusion somit zu groß wäre. Die drei Endprodukte der Vollblutverarbeitung sind schließlich ein Erythrozyten-, ein Blutplasma- sowie ein Thrombozytenkonzentrat. Durch Mischung der roten Blutkörperchen mit einer Stabilisatorlösung können diese bei 4°C bis zu 42 Tage gelagert werden. Das Blutplasma wird bei −30 bis −40°C tiefgefroren und ist bis zu einem Jahr haltbar. Die Thrombozytenpräparate halten bei 20 bis 24°C fünf Tage lang, wobei das Konzentrat in ständiger Bewegung gelagert werden muss.

6. **Woraus besteht der sogenannte „buffy-coat"?**

(A) Leukozyten und Thrombozyten

(B) Leukozyten und Erythrozyten

(C) Reines Vollblut

(D) Thrombozyten und Erythrozyten

(E) Nur aus Leukozyten

7. **Welche dieser Aussagen lassen sich aus dem Text ableiten?**

I. Seit Beginn der 90er Jahre gibt es einen Test für Hepatitis C bei Blutkonserven.

II. Leukozyten werden aufgrund der erhöhen Infektionsgefahr aus dem Vollblut filtriert.

III. Bei einmaliger Durchführung des Alaninaminotransferase-Tests kann eine Hepatitis B Infektion durch eine Blutkonserve ausgeschlossen werden.

IV. Erythrozytkonzentrate haben die längste Haltbarkeit aller verarbeiteten Vollblutprodukte.

V. Leukozytenkonzentrate werden tiefgefroren gelagert.

(A) I, II, III und IV sind richtig.

(B) I, II, IV und V sind richtig.

(C) I, II, III sind richtig.

(D) I, II sind richtig.

(E) Alle Aussagen sind richtig.

8. **Welche Endprodukte ergeben sich letztlich aus einer Blutspende?**

I. Erythrozytenkonzentrat

II. Blutplasmakonzentrat

III. Thrombozytenpräparat

IV. Leukozytenkonzentrat

V. Alaninaminotransferasekonzentrat

(A) I, II und IV sind richtig.

(B) I, II und III sind richtig.

(C) I, II und V sind richtig.

(D) I, II, III und IV sind richtig.

(E) Alle Aussagen sind richtig.

Bakterien[37]

Der Großteil der Menschen hat negative Assoziationen mit Bakterien. Für viele Menschen sind sie gleichbedeutend mit Infektionen, da zahlreiche schwere Infekte, wie beispielsweise die Tuberkulose, die Syphilis oder die Borreliose von Bakterien verursacht werden. Doch ist den meisten Menschen nicht bewusst wie eng Menschen und Bakterien zusammenleben. Es handelt sich hierbei nicht nur um Zahnstein, Pickel oder Infektionskrankheiten, wobei all dies von Bakterien verursacht werden kann, sondern vielmehr um essentielle Voraussetzungen für das menschliche Überleben.

Im Körper eines Menschen kommen auf jede menschliche Zelle 20 Bakterien. Bakterien stellen damit zehn Prozent der Trockenmasse des menschlichen Körpers. Zudem bilden Bakterien und Pilze der Haut die sogenannte Hautflora. Diese schützt den Menschen vor Infektionen durch andere Pilze oder pathogene (krankheitserregende) Bakterien. Übermäßige Hygiene kann diese Hautflora zerstören und bereitet so den Weg für Infektionen durch Pilze, Bakterien oder andere Keime. Neben der Hautflora besitzt jeder Mensch auch eine bakterielle Darmflora. Diese besteht größtenteils aus unbekannten Bakterien- und Pilzstämmen und befindet sich hauptsächlich im Ileum (ein Teil des Dünndarms) und im Kolon (Dickdarm). Alleine diese Darmflora macht >90% des Zellbestandes des Menschen aus. Die Darmflora unterstützt nicht nur die Verdauung der Nahrungsbestandteile, sondern hat zudem noch eine Vielzahl an weiteren wichtigen Funktionen. Die Immunmodulation, die Versorgung mit Vitaminen und die Produktion von kurzkettigen Fettsäuren sind nur einige Beispiele.

Zudem ist das lymphatische Gewebe (das spezifische Gewebe des Immunsystems) des Menschen im Darm am stärksten ausgeprägt. Auch dieser Umstand zeigt die Bedeutung der mikrobiellen Flora für die Entwicklung des menschlichen Immunsystems einerseits und für die Entstehung von Autoimmunkrankheiten und Allergien anderseits. Darüber hinaus ist die Darmflora maßgeblich an der Regulierung des Stoffwechsels des Menschen mitbeteiligt (durch ständige Einspeisung kurzkettiger Fettsäuren) und könnte eine zentrale Rolle bei der Entstehung von Insulin-Resistenzen und Diabetes mellitus spielen. Bei einer Antibiotikatherapie, vor allem beim Einsatz von Breitbandantibiotika, besteht daher immer die Gefahr die Darmflora zu schädigen. Eine solche Schädigung kann von einer einfachen „Magenverstimmung" über Durchfälle bis hin zu schweren Darmentzündungen mit permanenten Fehlbesiedelungen führen.

---

37   Vgl. Rakoff-Nahoum et al., 2004; Vgl. Wolin & Miller, 1983; Vgl. KhanAcademy, 2014; Vgl. Renz-Polster, 2012

9. **Welche der folgenden Aussagen lässt sich aus dem Text ableiten?**

(A) Die Hautflora besteht ausschließlich aus Bakterien und schützt vor Pilzbesiedelung.

(B) Der Großteil der am Menschen vorkommenden bakteriellen Flora befindet sich im Darm.

(C) Die Darmflora besteht ausschließlich aus Bakterien und schützt vor Pilzbesiedelung.

(D) Die Bakterien der Haut machen ein Zehntel des Zellbestandes eines Menschen aus.

(E) Auf jedes Bakterium der menschlichen Flora kommen 20 menschliche Zellen.

10. **Welche der folgenden Aussagen lässt sich nicht aus dem Text ableiten?**

(A) Die Masse der Bakterien beträgt zehn Prozent der Gesamtmasse des menschlichen Körpers.

(B) Die Darmflora ist für die Stimulation des Immunsystems wichtig.

(C) Die Darmflora schützt den Menschen vor Infektionen.

(D) Durchfälle können bei einer Schädigung der gesunden Darmflora entstehen.

(E) Es leben mehr Bakterien in und auf dem Menschen wie dieser eigene Zellen besitzt.

Syphilis[38]

Die Syphilis, die auch als Lues bezeichnet wird, ist eine Infektionskrankheit, welche zur Gruppe der sexuell übertragbaren Erkrankungen gezählt wird. Erreger der Syphilis ist das Bakterium Treponema pallidum. Hierbei handelt es sich um ein gramnegatives Bakterium der Gattung Treponema in der Familie der Spirochäten. Im Dunkelfeldmikroskop ist seine spiralig gewundene Form erkennbar, welche auch zum Nachweis des Erregers dienen kann. Trotz seiner Fähigkeit Rotationen um die eigene Längsachse und Beugebewegungen auszuführen, kann sich T. pallidum nicht selbstständig fortbewegen. Das einzige Erregerreservoir für T. pallidum ist der Mensch, für den es zugleich obligat pathogen ist, das heißt auch eine Infektion bei gesunden, immunkompetenten Menschen führt stets zu einem Ausbruch der Erkrankung. T. pallidum überlebt außerhalb des Körpers nur kurze Zeit, wobei eine reduzierte Sauerstoffkonzentration der Umgebung das Überleben verlängert. Eine Kultur außerhalb eines lebendigen Organismus (in-vitro Kultur) anzuzüchten ist nicht möglich, da T. pallidum Nährstoffe aus dem menschlichen Organismus benötigt, die es selbst nicht produzieren kann.

Treponema pallidum wird zumeist über direkte sexuelle Kontakte übertragen. Das Bakterium dringt durch kleinste Läsionen der vaginalen, oralen oder analen Schleimhaut in den Körper ein. Überdies kann T. pallidum auch über Verletzungen bei Hautkontakt übertragen werden. Besonders die aus den hochinfektiösen Geschwüren austretende Flüssigkeit ist bei direktem Hautkontakt äußerst ansteckend. Die Syphilis ist in den Stadien I und II hochansteckend, wohingegen die Infektiosität in den späteren Stadien III und IV wesentlich geringer ist. Ein weiterer Übertragungsweg ist die diaplazentare Übertragung, das heißt der Übertritt T. pallidums über die Plazenta der Mutter auf das ungeborene Kind (Fötus). Die diaplazentare Übertragung ist ab dem vierten Schwangerschaftsmonat bis einschließlich der Geburt möglich. Sie kann zu Abort, intrauterinem Fruchttod, Totgeburt oder zu einer bleibenden Schädigung des Kindes führen. In Deutschland werden im Rahmen der Mutterschaftsrichtlinien vorgeschriebenen Untersuchungen nahezu alle unbehandelten Syphilisfälle bei Schwangeren entdeckt und somit die Übertragung auf das Kind verhindert.

Die in den letzten Jahren zunehmende Ansteckungsrate ist vor allem auf eine Änderung des sexuellen Risikoverhaltens zurückzuführen. Entscheidende Faktoren sind dabei ein zunehmender Verzicht auf Kondome und der Anstieg riskanter sexueller Kontakte mit wechselnden Partnern. Dazu kommen vermeintlich sichere Sexualpraktiken, die das HIV-Übertragungsrisiko senken (Oralverkehr ohne Ejakulation, oral-anale Kontakte), die jedoch eine Übertragung bakterieller Erreger, wie der Syphilis oder der Gonorrhoe ermöglichen. Zur Diagnose steht der TPHA (Treponema-pallidum-Hämagglutinations-Assay) als Screening-Test (Suchtest) zur Verfügung. Der TPHA-Test ist frühestens vier bis sechs Wochen nach der Infektion positiv. Als zweiter diagnostischer Schritt wird der FTA-Abs-Test (Treponema-pallidum-Antikörper-Fluoreszenztest) als Bestätigungstest bei positivem TPHA durchgeführt. Der VDRL-Test (Venereal Disease Research Laboratory) dient bei der Verlaufskontrolle zur Aktivitätsbeurteilung und Einschätzung der Behandlungsbedürftigkeit. Er wird auch als CMT (Cardiolipin-Mikroflockungstest) bezeichnet.

[38] Vgl. Wikipedia – Syphilis, 2014

11. Welche der folgenden Aussagen lässt sich aus dem Text ableiten?

I. T. pallidum kann sich aktiv in seiner Umwelt fortbewegen.

II. Äußere Einflüsse haben keine Auswirkung auf das Überleben von T. pallidum außerhalb des Körpers.

III. Wenige Tage nach einer möglichen Infektion mit T. pallidum erscheint ein TPHA-Test zur Diagnose sinnvoll.

IV. Der CMT dient als Bestätigungstest.

V. Die diaplazentare Übertragung der Syphilis kann jederzeit während der Schwangerschaft geschehen.

VI. Wer sich vor einer HIV-Infektion schützt ist auch ausreichend gegen eine Infektion mit T. pallidum geschützt.

VII. Die diaplazentare Übertragung von T. pallidum hat nur geringe Auswirkungen auf den Fötus.

(A) Nur V ist richtig.
(B) II und VI sind richtig.
(C) VI und VII sind richtig.
(D) Nur III ist richtig.
(E) Keine Aussage ist richtig.

12. Welche der folgenden Aussagen lässt sich aus dem Text ableiten?

I. Bei T. pallidum handelt es sich um ein grampositives Bakterium.

II. Die Syphilis wird durch Bakterien der Familie der Spirochäten verursacht.

III. Eine Infektion mit T. pallidum führt nicht zwangsläufig zu einer Erkrankung.

IV. Syphilis wird rein geschlechtlich über sexuelle Kontakte übertragen.

V. Eine in-vitro Anzüchtung von T. pallidum ist nicht möglich.

(A) I und III sind richtig.
(B) II und IV sind richtig.
(C) I, II und IV sind richtig.
(D) II und V sind richtig.
(E) II, III und V sind richtig.

6. SIMULATION 6

Bearbeitungszeit: 35 Minuten

Hippokrates[39]

Zwischen 460 und 375 v. Chr. lebte und praktizierte in Griechenland der berühmte Arzt Hippokrates von Kos, der nicht nur unzählige Schriften veröffentlichte, sondern auch die Lehre der Medizin bis weit nach seinem Tod prägte. Hippokrates stammte aus einer Familie mit langer medizinischer Tradition, die ihre Herkunft auf den Heilgott Asklepios zurückführte. In seinem Werk „Corpus Hippocraticum" begründete Hippokrates die Vier-Säfte-Lehre, die bis zum 19. Jahrhundert der Standard der Medizin blieb. Die Vier-Säfte-Lehre besagt, dass alles Leben auf vier flüssigen Trägern basiert: gelbe Galle, schwarze Galle, Blut und Schleim. Krankheiten beruhen demnach auf Ungleichgewichten zwischen diesen Säften und werden behandelt durch die richtige Ernährung oder Arzneimittel. Fehlt ein Saft gänzlich, so kann es durch die Zufuhr des Gegenteiligen ausgeglichen werden. In seinen Werken postulierte Hippokrates sowohl für Laien als auch für Ärzte die richtige Erkennung und Behandlung dieser Ungleichgewichte.

Bis in die Moderne ist zudem besonders das „Ius Iurandum" als hippokratischer Eid bekannt. Diese antike Ethikrichtlinie wird zwar heute nicht mehr regelhaft von Absolventen der Medizin rezitiert, spiegelt jedoch nach wie vor zentrale Punkte ärztlichen Handelns wider und ist Grundbaustein des Berufsethos. Der Eid lautet in Auszügen:

„Ich schwöre [...] Den, der mich diese Kunst gelehrt hat, meinen Eltern gleich zu achten und mein Leben in Gemeinschaft mit ihm zu leben und ihm, wenn er Geld nötig hat, an meinem Anteil zu geben [...]. Ich will sie [die Patienten] vor Schaden und Unrecht bewahren. Ich will weder irgendjemandem ein tödliches Medikament geben, wenn ich darum gebeten werde, noch will ich in dieser Hinsicht einen Rat erteilen. Ebenso will ich keiner Frau ein abtreibendes Mittel geben. [...] In alle Häuser, die ich besuche, will ich zum Vorteil der Kranken kommen, mich freihaltend von allem vorsätzlichen Unrecht, von aller Schädigung und insbesondere von sexuellen Beziehungen [...]. Was ich etwa sehe, oder höre im Laufe der Behandlung oder auch außerhalb der Behandlung über das Leben von Menschen, was man auf keinen Fall verbreiten darf, will ich für mich behalten [...]."

Der hippokratische Eid erfuhr eine Anpassung an die modernen Gegebenheiten in Form des Genfer Gelöbnisses, das 1948 verabschiedet und laufend revidiert wurde.

39   Vgl. Eckhart 2013

1. Welche Aussage ist falsch?

(A) Nach der Vier-Säfte-Lehre wurde das Fehlen von gelber Galle durch die Zufuhr von Arzneimitteln ausgeglichen, die den gegenteiligen Saft enthielt.

(B) Das „Ius Iurandum" enthielt unter anderem die richtige Behandlung für Ungleichgewichte der vier Säfte.

(C) Die vier Säfte waren Blut, schwarze Galle, gelbe Galle und Schleim.

(D) Gesundheit war laut der Vier-Säfte-Lehre ein Zustand des Gleichgewichts zwischen den Säften.

(E) Ungleichgewichte zwischen den Säften konnten diätetisch (durch das Essen) beeinflusst werden.

2. Welche der folgenden Aussagen zum Eid des Hippokrates trifft/treffen zu?

I. Die Ablegung des Eides war zugleich die Sicherung einer Altersvorsorge des Lehrenden.

II. Der Eid verbietet dem Arzt die Leistung von Sterbehilfe.

III. Eine Affäre zwischen Arzt und Patient war nach Ablegung des Eides strafbar.

IV. Der Eid sieht für den Arzt-Patienten-Kontakt eine Schweigepflicht vor.

(A) Nur Aussage I trifft zu.

(B) Aussage II und III treffen zu.

(C) Aussage III und IV treffen zu.

(D) Aussage II, III und IV treffen zu.

(E) Alle Aussagen treffen zu.

Weißmacher[40]

Optische Aufheller sind chemische Stoffe, die weiße Farbtöne heller erscheinen lassen und daher umgangssprachlich auch Weißmacher genannt werden. Sie werden vorwiegend in der Industrie verwendet, wo sie einen meist nach dem Bleichen noch vorhandenen Gelbstich kompensieren. Ihre Funktion erklärt sich durch das Phänomen der Fluoreszenz.

Fluoreszenz wurde schon kurz nach der Entdeckung des UV-Lichts beobachtet und 1852 von dem Physiker George Stokes beschrieben. Der deutsche Chemiker Paul Krais untersuchte im 19. Jahrhundert erstmals die Aufhellung von Wolle durch Aesculin-Extrakt aus Rosskastanien.

Es handelt sich dabei um eine Form der Photolumineszenz, bei der ein Atom durch Licht angeregt wird und nach kurzer Zeit wieder Licht aussendet. Auf Atomebene wird dabei Energie in Form eines Photons absorbiert. Die zugeführte Energie befördert ein Elektron des Atoms auf ein höheres Energieniveau, welches nur kurz gehalten wird. Bei der Rückbeförderung des Elektrons auf sein ursprüngliches Niveau wird wiederum Energie in Form eines Photons mit anderer Wellenlänge frei.

Optische Aufheller machen sich dieses Phänomen zunutze, indem sie unsichtbares Licht mit einer Wellenlänge von 290–400 nm absorbieren und einen Großteil davon mit einer veränderten Wellenlänge von 400–480 nm abgeben. Bei dem abgegebenen Fluoreszenzlicht handelt es sich um sichtbares blaues Licht. Die Emission von blauem Licht erhöht die Reflexion eines Stoffes und lässt ihn für das menschliche Auge heller erscheinen. Stoffe, die ihr Maximum der Absorption bei 430–440 nm Wellenlänge besitzen, eignen sich am besten als Aufheller. Am stärksten kommt ihr Effekt bei einer Bestrahlung mit Licht von 350–370 nm zur Geltung.

Zur Verwendung kommen Weißmacher neben der Papier- und Textilindustrie beispielsweise auch in Waschmitteln. In geringer Menge beigefügt (ca. 0,03% bis 0,3% in Vollwaschmitteln) verhindern sie das Auswaschen und Vergilben der Textilfarben und sorgen so für eine längere Haltbarkeit.

40   Vgl. Wikipedia – Optische Aufheller 2016

3. **Wie viel Weißmacher findet sich in einer 500g-Packung Vollwaschmittel?**

(A) 15 g – 150 g

(B) 1,5 g – 15 g

(C) 0,15 g – 1,5 g

(D) 0,015 g – 0,15 g

(E) 0,0015 g – 0,015 g

4. **Welche Kombination ergibt den stärksten Aufhellungseffekt?**

(A) Ein T-Shirt enthält einen Weißmacher mit einem Absorptionsmaximum bei 460 nm und wird mit blauem Licht (Wellenlänge 460 nm) bestrahlt.

(B) Ein T-Shirt enthält einen Weißmacher mit einem Absorptionsmaximum bei 430 nm und wird mit ultraviolettem Licht (Wellenlänge 360 nm) bestrahlt.

(C) Ein T-Shirt enthält einen Weißmacher mit einem Absorptionsmaximum bei 500 nm und wird mit gelbem Licht (Wellenlänge 560 nm) bestrahlt.

(D) Ein T-Shirt enthält einen Weißmacher mit einem Absorptionsmaximum bei 430 nm und wird mit grünem Licht (Wellenlänge 530 nm) bestrahlt.

(E) Ein T-Shirt enthält einen Weißmacher mit einem Absorptionsmaximum bei 500 nm und wird mit violettem Licht (Wellenlänge 380 nm) bestrahlt.

5. **Welche Aussage trifft/treffen zu?**

I. Unter UV-Bestrahlung (Wellenlänge 350–370 nm) leuchten weiße T-Shirts besonders hell.

II. Bei der Fluoreszenz wird ein Elektron in ein Photon umgewandelt.

III. Aesculin war der erste untersuchte Weißmacher.

IV. Textilien wirken weißer, weil der enthaltene optische Aufheller weißes Licht aussendet.

(A) Nur Aussage I trifft zu.

(B) Nur Aussage II trifft zu.

(C) Nur Aussage III trifft zu.

(D) Aussage I und III treffen zu.

(E) Aussage III und IV treffen zu.

Symbiose, Kommensalismus und Parasitismus[41]

In unserem Ökosystem lebt eine Vielzahl von Organismen, die sich teilweise einen Lebensraum teilen und miteinander in Wechselwirkung stehen. Mit diesen Dynamiken beschäftigt sich das Fachgebiet der Synökologie. Es können verschiedene Arten der Wechselbeziehung differenziert werden. Als Symbiose bezeichnet man ein Zusammenleben, aus dem beide beteiligten Arten einen Nutzen ziehen. Es kann weiter unterteilt werden nach dem Grad der Abhängigkeit der Symbionten zueinander. Als Allianz wird eine lockere Form der Symbiose bezeichnet, bei der die beteiligten Arten auch ohne einander noch lebensfähig sind. Eine obligatorische Symbiose besteht hingegen, wenn die Symbionten ohne einander nicht mehr fortpflanzungs- oder überlebensfähig sind.

Eine Wechselbeziehung bei der nur ein Partner einen Vorteil bezieht, während der andere nicht geschädigt wird, bezeichnet man als Kommensalismus. Dem gegenüber steht eine weitere Beziehung, bei der nur ein Beteiligter einen Nutzen zieht, während der andere geschädigt wird: der Parasitismus. Parasiten ernähren sich zeitweise oder permanent von einem Organismus (Wirt) oder nutzen ihn zur Fortpflanzung und schaden ihm dabei, ohne ihn zwingend zu töten. Man unterscheidet zwischen Ektoparasiten, die ihren Wirt oberflächlich besiedeln, und Endoparasiten, die von einem Wirt aufgenommen werden und in seinem Inneren leben.

Häufig haben sich zwei Arten im Laufe der Evolution hochgradig aufeinander spezialisiert. Bestimmte Pflanzen, sogenannte Myrmekophyten, bilden Hohlräume (Domatien) aus, die Ameisen als Wohnraum dienen. Die Besiedelung durch Ameisen stellt für die Pflanzen einen Vorteil dar, weil sie Schutz vor Schädlingen bieten (Myrmekophylaxis) und konkurrierende Pflanzen zerstören. Einige Myrmekophyten locken nicht nur mit Wohnraum, sondern auch mit nahrhaftem Nektar Ameisen an. Die von den Tieren hinterlassenen organischen Abfälle, wie Fraßreste und Exkremente, können einige Pflanzen als Nährstoffquelle nutzen (Myrmekotrophie) – ein Überlebensvorteil für z. B. Regenwaldbäume.

Beispiel 1:   Ameisen beschützen Blattläuse vor Fressfeinden und erhalten im Gegenzug eine von den Läusen abgesonderte Zuckerlösung.

Beispiel 2:   Aasfresser halten sich in der Nähe von Löwen auf, um sich von den Resten ihrer Beute zu ernähren.

Beispiel 3:   Der Putzerfisch ernährt sich von Speiseresten und Hautverunreinigungen des Raubfisches, welcher ihn zu Gunsten seiner eigenen Reinigung verschont.

Beispiel 4:   Bandwürmer leben im Darm eines Schafes, wo sie sich mithilfe eines Hakenkranzes in der Darmwand verankern und sich von den Nährstoffen des Schafes ernähren.

Beispiel 5:   Flechten setzen sich aus Pilzen und Algen zusammen. Letztere produzieren durch Fotosynthese Kohlenhydrate, die die Pilze zum Überleben benötigen. Die Pilze wiederum versorgen die Algen mit Wasser und Nährstoffen.

---

41   Vgl. Poeggl 2005

6. Welche Aussage lässt sich aus dem Text ableiten?

(A) Ameisen bewohnen Pflanzen als Endoparasiten und haben Vorteile durch Wohnraum und Nahrung.

(B) Myrmekophylaxis bezeichnet die Besiedelung einer Domatien ausbildenden Pflanze mit Ameisen.

(C) Alle Pflanzen bilden Domatien aus.

(D) Myrmekotrophie bezeichnet den Schutz von Pflanzen durch Ameisen, welche fremde Organismen zerstören.

(E) Pflanzen werden durch eine als Allianz bezeichnete Beziehung mit Ameisen konkurrenzfähiger.

7. Welche Aussage/n trifft/treffen zu?

I. Beispiel 3 beschreibt eine Allianz.

II. Beispiel 5 beschreibt einen Kommensalismus.

III. Beispiel 1 beschreibt einen Ektoparasitismus.

IV. Beispiel 4 beschreibt einen Endoparasitismus.

V. Beispiel 2 beschreibt eine Symbiose.

(A) Aussage I und III treffen zu.

(B) Aussage I und IV treffen zu.

(C) Aussage II und III treffen zu.

(D) Nur Aussage IV trifft zu.

(E) Aussage I, IV und V treffen zu.

Kernfusion[42]

Eine Kernfusion wurde zuerst im Jahre 1917 durch den Physiker und späteren Nobelpreisträger Ernest Rutherford nachgewiesen. Er konnte in seinen Experimenten zeigen, dass durch die Bestrahlung eines Atomkerns durch ein Alphateilchen (ein doppelt geladenes Heliumteilchen) ein anderes Element entstand. 1935 konnten Hans Bethe und Carl-Friedrich von Weizsäcker die Energieproduktion der Sonne auf die Verschmelzung von Wasserstoffkernen zu Helium zurückführen.

Kernfusionen laufen unter Energieverbrauch (endotherm) oder unter Energieabgabe (exotherm) ab, wobei die Energie in Millielektronenvolt (meV) angegeben wird. So hat beispielsweise der Beschuss von Stickstoff mit Alphateilchen die Umwandlung zu Sauerstoff unter Verbrauch von 1,2 meV zur Folge.

Damit eine Kernfusion geschehen kann, muss zunächst die natürliche Abstoßung zwischen den Kernen, die sogenannten Coulombkräfte, überwunden werden. Die Energie, die für die Überwindung nötig ist, steigt mit der Größe des Elements.

Die Sonne hat für das Ablaufen von Kernfusionen einen entscheidenden Vorteil: die Elemente liegen hier als Plasma vor, einer Art Aggregatzustand, der entsteht wenn einem Gas weitere Energie zugeführt wird. Im Plasma liegen Elektronen und Kerne getrennt voneinander vor. In der Sonne verschmelzen so bei 15 Millionen Grad pro Sekunde 600 Millionen Tonnen Wasserstoff zu 569 Millionen Tonnen Helium. Die Massedifferenz wird als Energie frei, die unter anderem die Erde erwärmt. Da bei der Kernfusion unter anderem ein Neutron hochenergetisch abgestoßen wird und dieses weitere Kernfusionen anregt, geschieht in der Sonne eine Kettenreaktion, die bis zum Verbrauch der Sonnenmasse anhält.

Eine Kopie des enormen Energiekraftwerks Sonne zur Stromerzeugung wird von Menschen derzeit in Form eines Fusionskraftwerkes angestrebt. Hier gilt ein Gemisch von den verschiedenen Wasserstoffteilchen Deuterium und Tritium als wirksamer Brennstoff. Das Gemisch fusioniert unter Freisetzung von 17,6 meV zu Helium. Der Vorteil eines solchen Kraftwerks sind umweltschonendere Reaktionen ohne Kohlendioxid-Ausstoß, eine enorm hohe Energieausbeute und geringere radioaktive Belastung im Vergleich zu Atomkraftwerken. Bis zu ihrem sicheren und effizienten Einsatz werden allerdings noch viele weitere Jahre Forschung benötigt.

42   Wikipedia – Kernfusion 2016

8. Welche der folgenden Aussagen lässt sich aus dem Text ableiten?

(A) In den derzeitig aktiven Atomkraftwerken wird Energie durch Kernfusion produziert.

(B) Ein Element wird durch Fusion unter Energieverbrauch oder -abgabe zu zwei neuen Elementen.

(C) Zwei Atomkerne fusionieren unter Energieverbrauch oder -abgabe zu einem neuen Kern.

(D) Die Coulombkräfte, die bei der Kernfusion überwunden werden müssen, verhalten sich umgekehrt proportional zur Größe des zu fusionierenden Elements.

(E) Wasserstoffkerne werden auf der Sonne unter Energieverbrauch zu Helium fusioniert.

9. Welche Aussage/n trifft/treffen zu?

I. Die Fusion von Stickstoff mit Helium ist eine exotherme Reaktion, bei der Sauerstoff entsteht.

II. Die Kernfusion des kleinen Wasserstoffatoms verbraucht weniger Energie als die des großen Sauerstoffatoms.

III. Durch die hohe Wärmeenergie der Sonne können die Elemente hier im Gegensatz zur Erde als Plasma vorliegen.

(A) Nur Aussage I trifft zu.

(B) Aussage II und III treffen zu.

(C) Nur Aussage III trifft zu.

(D) Aussage I und III treffen zu.

(E) Alle Aussagen treffen zu.

Die Erforschung des Mars[43]

Der Mars – aufgrund seiner Rostfärbung auch roter Planet genannt – ist wohl neben der Erde der meist erforschte Planet. Bereits in der Antike war der Mars bekannt und wegen seiner komplizierten Laufbahn ein ungelöstes Rätsel. Die ägyptische Hauptstadt wurde nach dem Planeten (arab. Al Qahira) Kairo benannt. Bis zum Zeitalter der Raumfahrt beschäftigte man sich lange mit Berechnungen und Beobachtungen. Der rote Planet befindet sich je nach Position 55–400 Mio. km von der Erde entfernt und ist mit einem Durchmesser von 6779 km etwa halb so groß wie die Erde. Der Mars ist ca. 225 Mio. km von der Sonne entfernt und mit durchschnittlich –55°C deutlich kühler als die Erde (durchschnittlich +15°C), die zur Sonne in einem Abstand von ca. 150 Mio km liegt. 1877 wurden erstmals die beiden Marsmonde Phobos und Deimos entdeckt. Im selben Jahr noch erkannte der italienische Astronom Giovanni Schiaparelli Rinnen auf der Marsoberfläche, die öffentliche Diskussionen um Leben auf dem Mars anfachten. Die Entdeckung wurde als Marskanäle betitelt und von dem amerikanischen Astronomen Percival Lowell für Bauten außerirdischer Intelligenz gehalten. Lowell wurde zum größten Verfechter der Theorie um Leben auf dem Mars und gründete 1894 ein Observatorium, das sich der weiteren Erforschung widmen sollte. Erst mit Beginn der Raumfahrt konnte den Spekulationen ein Ende gesetzt werden. Höhere Lebensformen auf dem Mars gelten als gänzlich ausgeschlossen, wohingegen das Vorhandensein von Mikroben in tiefen Bodenschichten wissenschaftlich für möglich gehalten wird.

Die unbemannte Raumfahrt zum Mars startete in den 1960er Jahren mit sowjetischen Sonden. Die ersten Missionen schlugen, wie die Mehrheit aller Marsmissionen, fehl. Es waren die Mariner-Sonden der NASA, die noch in der Sechzigern die ersten Fotos vom Mars lieferten. Einen Höhepunkt erreichte die Marsforschung mit der ersten Landung der Viking-Sonden auf der Oberfläche, welche 1976 weitere Bilder und zudem Bodenproben erbrachte. Nach einer längeren Zeit geprägt von Rückschlägen fanden mit dem Mars Pathfinder und dem Mars Global Surveyor erst 1997 wieder erfolgreiche Missionen statt. Mit ihnen wurden erstmals Aufnahmen mittels eines beweglichen Rovers und eine hochqualitative Kartografierung möglich. Durch weitere Missionen erhärtete sich der Verdacht, dass der Mars in der Vergangenheit wärmer und wasserreich gewesen sein muss. Heute kommt Wasser, ein entscheidender Faktor für die Entstehung von Leben, auf dem Mars nur als Eis oder Permafrost vor. Für flüssiges Wasser sind die Temperaturen jenseits des Gefrierpunktes und der Atmosphärendruck von unter sechs Millibar hingegen ungünstig.

Die bemannte Raumfahrt zum Mars beschäftigt alle Nationen, ist jedoch momentan noch nicht realisierbar. Die Hinreise zum Mars dauert unter idealen Bedingungen etwa 250 Tage. Die größten bisher nicht kontrollierbaren Risiken sind u.a. Strahlenbelastung und Wetterphänomene.

43   Vgl. Wikipedia – Mars 2016; Brodbeck/Heck 2006

10. Ein bemanntes Raumschiff, das die Hinreise tätigt wenn Mars und Erde sich am nächsten stehen, legt durchschnittlich am Tag …

(A) etwa 75 000 km zurück.

(B) etwa 100 000 km zurück.

(C) etwa 140 000 km zurück.

(D) etwa 220 000 km zurück.

(E) etwa 300 000 km zurück.

11. Welche Aussage/n trifft/treffen zu?

I. Die Erde hat einen Durchmesser von etwa 3400 km.

II. Der Mars hat den 1,5-fachen Abstand zur Sonne verglichen mit der Erde.

III. Auf dem Mars ist es durchschnittlich 60°C kälter als auf der Erde.

(A) Nur Aussage I trifft zu.

(B) Nur Aussage II trifft zu.

(C) Nur Aussage III trifft zu.

(D) Aussage II und III treffen zu.

(E) Keine Aussage trifft zu.

12. Welche Aussage/n trifft/treffen zu?

I. Percival Lowell entdeckte die sogenannten Marskanäle und versuchte anschließend mithilfe seines Observatoriums Beweise für die Existenz von Leben auf dem Mars zu sammeln.

II. Ab 1960 starteten die ersten Raumfahrten zum Mars, seitdem sind mehr Marsmissionen fehlgeschlagen als geglückt.

III. Jegliches Leben auf dem Mars kann inzwischen ausgeschlossen werden.

IV. Erst nach der ersten Sonden-Landung 1976 wurde die Analyse von Bodenproben möglich.

V. Wasser benötigt Temperaturen über dem Gefrierpunkt, sowie einen Atmosphärendruck unter sechs Millibar um in flüssiger Form vorliegen zu können.

(A) Aussage I und II treffen zu.

(B) Nur Aussage II trifft zu.

(C) Aussage III und IV treffen zu.

(D) Aussage I und V treffen zu.

(E) Aussage II und IV treffen zu.

7. SIMULATION 7

Bearbeitungszeit: 35 Minuten

Papierherstellung[44]

Jedes Jahr werden weltweit in etwa 440 Millionen Tonnen Papier hergestellt. Die wichtigsten Rohstoffe hierfür sind Holz, Zellstoff und recyceltes Altpapier. Zur Herstellung von weißem Papier muss der jeweilige Rohstoff geblichen werden, um Ligninrückstände zu entfernen, durch die das Papier im Laufe der Zeit vergilben würde. In speziellen Prozessen werden die Rohstoffe daraufhin zerkleinert und mit Wasser zu einem Faserbrei aus circa 4 Millimeter langen Fasern vermischt. Man spricht hierbei vom sogenannten Stoffauflauf.

Dieser Faserbrei besteht zu 99 Prozent aus Wasser und zu einem Prozent aus Faserstoff. Der Brei wird hiernach auf eine Siebpartie aus Kunststoff aufgetragen. Das Schütteln des Siebes bedingt, dass sich die Fasern auch quer zur Laufrichtung legen, wodurch eine stabile Verbindung entsteht. Bei diesem Prozess fließt ein erster Teil des Wassers durch das Sieb ab. Nach diesem Produktionsschritt verbleiben noch 80 Prozent Wasser im Stoffauflauf. Um der Rohmasse weiteres Wasser zu entziehen, wird das Papier auf Filzbahnen gelegt und zwischen zwei Presswalzen geführt. Hierdurch kommt es zu einer Reduktion des Wasseranteils auf 65 Prozent. In der anschließenden Trockenpartie trocknen dampfbeheizte Walzen das Papier auf beiden Seiten, sodass überschüssiges Wasser verdunstet und die endgültige Festigkeit des Papiers mit einem Wasseranteil von acht Prozent erreicht wird. Im Laufe dieses Prozesses bilden sich Wasserstoffbrücken, wodurch die Struktur des Rohpapiers gefestigt wird. Das entstandene Rohpapier ist weiterhin sehr porös und kann noch weiterverarbeitet werden.

Druckerpapier wird beispielsweise mit einer Streichfarbe veredelt, um eine geschlossene, glatte und stabile Oberfläche herzustellen. In sogenannten Kalandern wird das Papier abschließend mit Stahlwalzen geglättet, um schließlich aufgerollt und auf verschiedene Maße zugeschnitten zu werden. Dieser finale Produktionsschritt wird als Ausrüsten bezeichnet. Auf diese Weise ist es in einer modernen Papierfabrik heutzutage möglich bis zu 1400 Meter Papier pro Minute herzustellen.

44 Vgl. Wikipedia – Papier, 2017; Umweltbundesamt, 2017

1. Welcher der folgenden Abläufe entspricht der Entstehung von Druckpapier in einer Papierfabrik?

I. Siebpartie – Stoffauflauf – Veredelung – Trockenpartie – Ausrüsten
II. Faserbrei – Siebpartie – Stoffauflauf – Trockenpartie – Ausrüsten
III. Stoffauflauf – Veredelung – Ausrüsten – Siebpartie – Trockenpartie
IV. Stoffauflauf – Siebpartie – Trockenpartie – Veredelung – Ausrüsten

(A) Ablauf I trifft zu.
(B) Ablauf II trifft zu.
(C) Ablauf III trifft zu.
(D) Ablauf IV trifft zu.
(E) Keiner der oben illustrierten Abläufe trifft zu.

2. Welche Aussage zum Text trifft zu?
(A) Lignin ist eine Chemikalie, die zum Bleichen des Stoffauflaufs verwendet wird.
(B) Die Siebpartie entzieht dem Rohpapier über 50 Prozent seines Wasseranteils.
(C) Beim Ausrüsten wird Rohpapier veredelt.
(D) In der Trockenpartie wird dem Rohpapier der überschüssige Wasseranteil entzogen.
(E) Die Veredelung des Rohpapieres erfolgt vor der abschließenden Trockenpartie.

Die Haut[45]

Die Haut besteht aus drei Schichten. Diese sind im Einzelnen die Epidermis, die Dermis und die Subcutis, welche auch als subkutanes Fettgewebe bezeichnet wird. Die äußere Schicht, die Epidermis, ist reich an Keratinozyten (epidermale Zellen) und dient als Schutz des Körpers vor der Umgebung. In der darunter befindlichen kollagenhaltigen Dermis sind vor allem die sogenannten Adnexstrukturen, wie Haarfolikel und verschiedene Drüsen lokalisiert. Zwischen Epidermis und Dermis befindet sich eine Basalmembran, die die beiden Schichten voneinander trennt. Die unterste Schicht ist die Subcutis, die zum großen Teil aus Fettgewebe besteht, in der sich Blutgefäße und Nervenfasern befinden.

Die Epidermis kann wiederum in vier verschiedene Schichten unterteilt werden. Auf der Basalmembran liegt das Stratum basale, welches aus adulten Stammzellen besteht. Hier werden die Keratinozyten gebildet, die mit über 95 Prozent den Großteil der Zellmasse in der Epidermis ausmachen. Keratinozyten sind Zellen die Keratin produzieren, welches hydrophob (wasserabweisend) wirkt und der Haut Stabilität und Schutz verleiht. Im Stratum basale findet man außerdem die pigmentbildenden Zellen der Haut, die Melanozyten. Sie bilden Melanin, welches in den anderen Schichten der Epidermis für eine Absorption von teratogener (Fehlbildungen verursachender) UV-Strahlung sorgt und somit tiefergelegene Zellen vor dysplastischer Entartung schützt. Darauf liegt das Stratum spinosum, welches reich an Desmosomen und Keratinfilamenten ist. Desmosomen stellen eine feste Zell-Zell-Verbindung sicher. Im darauf liegenden Stratum granulosum werden Keratohyalingranula gebildet, die sich an Keratinfilamente anlagern. Außerdem beginnt hier die Umwandlung der Keratinozyten in sogenannte Korneozyten. Die oberste Schicht ist die Hornschicht (Stratum corneum). In dieser lagern sich die Korneozyten, die abgestorbenen und abgeflachten Keratinozyten, mehrreihig aufeinander.

Die Dermis besteht hauptsächlich aus Kollagenfasern, die für die Stabilität sorgen, sowie aus ein bis drei Prozent Elastin und Proteoglykanen, die für die Elastizität zuständig sind. Die Matrix wird vor allem aus Hyaloronsäure gebildet. Die Dermis kann in zwei Schichten eingeteilt werden. Das Stratum papillare, direkt unter der Basalmembran, und das Stratum reticulare. In der papillären Dermis finden sich viele Kollagenfasern und eine umfangreiche Vaskularisation. Die Gefäßversorgung besteht aus Lymphgefäßen, wie auch aus oberflächlichen und tiefen arteriellen und venösen Plexus. In der tieferen Zone befindet sich die retikuläre Dermis, die mit ihrem dichten Kollagengewebe den Hauptanteil des dermalen Gewebes darstellt. Hier finden sich außerdem noch Adnexstrukturen wie Haarfollikel, Drüsenendstücke von Talg-, Schweiß- und Duftdrüsen sowie Mechano-, Thermo-, und Nozizeptoren zur Druck-, Temperatur- und Schmerzwahrnehmung. Die Dermis bietet hierbei Schutz vor mechanischen Einflüssen durch Kollagen und Hyaluronsäure und reguliert ferner die Temperatur durch die Kontrolle des Blutflusses und die Absonderung von Schweiß aus den Schweißdrüsen.

45   Vgl. Hengge, Ruzicka, 2006

Das subkutane Fettgewebe bildet die unterste Hautschicht und wird durch fibröse kollagenhaltige Septen in multiple Fettlobuli geteilt. In diesen Septen befinden sich Nerven, Blut- und Lymphgefäße. Die Aufgabe dieser Hautschicht ist die Temperaturisolation, Absorption von mechanischer Krafteinwirkung, Energiespeicherung. Zudem ist die Subcutis maßgeblich verantwortlich für das äußere Erscheinungsbild eines Menschen. Die Innervation der Haut erfolgt über kutane Äste aus muskulokutanen Nerven, die in den tiefen dermalen Schichten Nervengeflechte bilden und als freie Nervenendigungen bis in die Epidermis ziehen. Dort sind sie für Tast-, Temperatur- und Schmerzwahrnehmung verantwortlich.

3. **Die Hauptfunktion von Melanin besteht in der Absorption schädlicher UV-Strahlung. Die Zellkörper der Melanozyten befinden sich vor allem in welcher Hautschicht?**

(A) Stratum granulosum

(B) Stratum papillare

(C) Subcutis

(D) Stratum reticulare

(E) Stratum basale

4. **Welche der folgenden Aussage(n) ist (sind) korrekt?**

I. Haar- und Drüsenzellen befinden sich großteils in der papillären Dermis.

II. Alle Schichten der Haut sind durch Nerven innerviert.

III. Die Epidermis enthält keine Blutgefäße.

IV. Korneozyten werden aus adulten Stammzellen im Stratum basale der Epidermis gebildet.

V. Das Stratum spinosum ist für die Stabilität der Epidermis verantwortlich.

(A) Nur die Aussagen III und V sind korrekt.

(B) Nur die Aussagen II, III, IV und V sind korrekt.

(C) Nur die Aussagen II, III und V sind korrekt.

(D) Nur Aussage V ist korrekt.

(E) Alle der oben genannten Aussagen sind korrekt.

5. **Die Meissner-Tastkörperchen, die unter anderem für die Wahrnehmung von Druck und Vibrationen verantwortlich sind, liegen dem Text zufolge am ehesten in welcher der folgenden Hautschichten?:**

(A) Stratum reticulare

(B) Subcutis

(C) Stratum spinosum

(D) Stratum granulosum

(E) Stratum papillare

Insektenzucht[46]

Der sogenannte Hive ist ein ca. 60 Zentimeter hoher Kasten, in dessen Schubladen Mehlwürmer in ihren verschiedenen Entwicklungsstadien leben. Eine Insektenfarm für die eigene Küche, entworfen von zwei Österreicherinnen, um nachhaltig proteinreiche Nahrung zu produzieren. In der obersten Kammer leben Mehlwurmpuppen, aus denen Käfer schlüpfen. Diese legen wiederum Eier, welche durch ein Gitter in die nächste Kammer fallen und sich dort zu Larven entwickeln. In jeder Kammer wachsen die Würmer weiter und können nach einigen Wochen aus der untersten Schublade geerntet werden. Durch das mehrschichtige System gelangen die Mehlwürmer befreit von Kot und Futterresten in die letzte Kammer und können direkt verarbeitet werden. Frisch, eingefroren, getrocknet oder zermahlen, alles ist möglich. Pro Woche können auf diese Weise zwischen 200 und 500 Gramm Mehlwürmer geerntet werden. Da sich ein Teil der Würmer verpuppt, können diese in der obersten Kammer den Lebenszyklus von Neuem beginnen.

Insekten als Nahrungsmittel zu verwenden ist keine neue Idee. Die Welternährungsorganisation (FAO) empfahl bereits 2013 Insekten als hochwertige Nahrungsquelle. Wissenschaftler hoffen, dass die Insektenzucht die entstehenden Lücken füllen kann, wenn die Produktion tierischer Proteine aufgrund des Bevölkerungswachstums und der fortschreitenden Industrialisierung nicht mehr ausreichend ist.

Die meisten Insekten sind nicht nur reich an Proteinen sondern auch an ungesättigten Fettsäuren, Ballast- und Mineralstoffe. Daher eignen sie sich laut FAO auch besonders als Nahrungsmittelsubstitution für unterernährte Kinder in Entwicklungsländern. In großen Teilen Asiens, Afrikas und Lateinamerikas gelten Insekten schon lange als Delikatesse, während der Verzehr in den westlichen Ländern noch vorwiegend mit Ekel belegt ist. Hierbei haben Mehlwürmer einen eher neutral Geschmack, wohingegen Grillen ein nussig, fischiger Geschmack nachgesagt wird. Entwickler sehen hier das Potenzial für Nischenprodukte wie beispielsweise Proteinriegel für Sportler aus alternativen Proteinquellen. Kritiker sehen allerdings Probleme in der Massenproduktion von Insektenfarmen, wie auch in der Produktion von Insekten als Nahrungsmittel. Bis jetzt gibt es noch keine Prozesstechnik oder Qualitätsstandards für diesen Industriezweig. Ferner ist auch die Übertragung von Krankheiten auf den Menschen durch den Genuss von Insekten noch nicht ausreichend geklärt. Weltweit gibt es daher aktuell nur wenige Großzüchter, die Insekten für den menschlichen Verzehr produzieren, was die Beschaffung naturgemäß noch sehr teuer macht. Doch trotz dieser Unwegbarkeiten bleibt die Hoffnung bestehen, dass durch die Insektenzucht eine Verbesserung der Lebensmittelsituation in den Entwicklungsländern mittelfristig erreicht werden kann.

46   Vgl. Der Standard, 2017; LivinStudio, 2017; FAO, 2017

6. Welche Aussage ist dem Text zufolge korrekt?

(A) Insektenfarmen werden in den nächsten Jahren die Nahrungsmittelindustrie revolutionieren.

(B) In der untersten Kammer des Hives befinden sich die frisch geschlüpften Larven.

(C) Insekten stellen einen adäquaten Ersatz für bisher verwendete tierische Proteine dar.

(D) Insekten eignen sich nicht zur Ernährung von Kindern.

(E) Die industrielle Züchtung von Insekten als Nahrungsmittel ist unbedenklich.

7. Welche der folgenden Aussagen ist nicht korrekt?

(A) Im Hive durchlaufen die Mehlwürmer mehrere Entwicklungsstadien.

(B) Die Produktion von Insekten für den Nahrungsmittelkonsum ist noch sehr kostenaufwendig.

(C) Insekten sind reich an Mineralstoffen.

(D) Die industrielle Produktion von Insekten als Proteinquelle ist bereits weit fortgeschritten.

(E) Ausgewachsene Mehlwürmer bilden den Abschluss und den Beginn eines Entwicklungszyklus in einem Hive.

CRISPR/CAS-Methode[47]

Jede Zelle des menschlichen Körpers enthält eine Kopie unseres gesamten Genoms. Insgesamt gibt es über 20 000 Gene die sich aus mehr als drei Billionen Basen zusammensetzen und in ihrer Gesamtheit die menschliche DNA bilden. Die DNA besteht aus zwei Strängen, die sich in einer Doppelhelix-Form aneinanderlagern und durch die Verknüpfung von Basen, sogenannten Basenpaaren, zusammengehalten werden. Hierbei bilden nur bestimmte Basen miteinander ein Basenpaar aus. Dies sind zum einen Adenin (A) und Thymin (T) und zum anderen Guanin (G) und Cytosin (C).

Beim Genome Editing können Teile der DNA gezielt ersetzt (substituiert), eingefügt (insertiert), entfernt (deletiert) oder ausgeschaltet werden. Die CRISPR/CAS-Methode (Clustered Regularly Interspaced Short Palindromic Repeats) macht sich das Genome Editing zu nutzen und kann damit gezielt DNA-Sequenzen im Genom modifizieren oder Punktmutation einzelner Basen eines Zielorganismus herbeiführen.

CRISPR sind sich wiederholende DNA Segmente (Repeats), die sich im Erbgut von Bakterien und Archaeen befinden. Mit ihrem CRISPR/Cas-System schaffen sie Resistenzen gegen das Eindringen von fremden Erbgut wie Viren oder Plasmiden und gehören somit zum Immunsystem-Äquivalent von Prokaryoten. Das System produziert zwei kleine RNA-Moleküle von dem eines komplementär zum Abschnitt der fremden DNA ist (crRNA). Diese bilden einen Komplex mit dem Ribonukleinprotein Cas9. Cas9 ist eine Nuklease, ein Enzym das DNA zerschneiden kann, und in drei Subklassen unterteilt werden kann. Dieser Enzymkomplex wird durch die gebundene crRNA-Sequenz zur Fremd-DNA geleitet, kann diese inaktivieren und so eine Vermehrung der Eindringlinge verhindern.

Diesen Mechanismus haben sich Forscher zu Nutze gemacht, die Zielsequenz auf die menschliche Zelle angepasst, sodass Cas9 die DNA nahe der beliebigen Zielsequenz herausschneiden kann. Durch Transformation des CRISRP/Cas-Systems können Lebewesen jeglicher Art mit dem CRISPR/Cas-System ausgestattet werden und wären so fähig gezielte Deletionen vorzunehmen. Damit kann dieses System in der Gentherapie verwendet werden. Dort kann es DNA-Fragmente von Krankheitserregern chronischer Infektionskrankheiten wie dem Hepatitis-B-Virus oder dem HI-Virus aus dem menschlichen Genom entfernen. Man erhofft sich über diesen Ansatz außerdem mehr über die Tumorentstehung zu erfahren und langfristig einen Heilungsansatz onkologischer Erkrankungen erreichen zu können.

47   Vgl. Wikipedia – CRISPR/Cas – Methode, 2017

8. Wo hat das CRISRP/Cas-System seinen Ursprung?

(A) In Viren

(B) In Bakterien

(C) In Plasmiden

(D) In fetalen Stammzellen

(E) In Pilzen

9. Welche Aussage(n) zu Cas9 ist (sind) nicht korrekt?

I. Cas9 ist eine Nuklease und ein Ribonukleinprotein aus Bakterien.

II. Cas9 bindet an die crRNA-Sequenz.

III. Cas9 kann in mehrere Klassen eingeteilt werden.

IV. Cas9 ist ein Bestandteil des Immunsystems von Menschen.

(A) Aussagen I und IV sind nicht korrekt.

(B) Nur Aussage I ist nicht korrekt.

(C) Nur Aussage IV ist nicht korrekt.

(D) Alle der oben genannten Aussagen sind falsch.

(E) Alle der oben genannten Aussagen sind korrekt.

10. Welche der genannten Genmutationen kann nicht im CRISRP/Cas-System beobachtet werden?

(A) Chromosomenmutation

(B) Insertion

(C) Punktmutation

(D) Deletion

(E) Substitution

Bilirubin – Enterohepatischer Kreislauf[48]

Bilirubin ist das Endprodukt des Hämoglobinabbaus. Es hat im menschlichen Stoffwechsel keine Funktion und muss daher ausgeschieden werden, da erhöhte Konzentrationen von Bilirubin toxisch sind. Während dieses Abbauprozesses entsteht als Zwischenstufe Biliverdin, aus dem im weiteren Verlauf das nicht wasserlösliche (lipophil), unkonjugierte oder indirekte Bilirubin entsteht. Dieses wird in die Leberzellen transportiert, dort an Glukuronsäure gekoppelt und als wasserlösliches (hydrophil), konjugiertes oder direktes Bilirubin in die Gallengänge abgegeben und in der Gallenblase gespeichert und eingedickt. In der Galle befinden sich neben Bilirubin auch Gallensäuren, die in der Leber aus Cholesterin synthetisiert und mit Aminosäureresten konjugiert (verbunden) werden.

Diese amphiphile (sowohl lipo-, als auch hydrophile) Säure emulgiert die Nahrungsfette und bereitet sie für die lipidspaltenden Enzyme und die Absorption im Darm vor. Das konjungierte Bilirubin wird ebenfalls in den Darm sekretiert und unter Mitwirkung von Bakterien dekonjugiert und zu Sterkobilinogen, Sterkobilin, Urobilinogen und schließlich zu Urobilin umgewandelt. Nicht alle dieser Abbauprodukte werden ausgeschieden, ein Teil wird über den Darm rückresorbiert und über die Pfortader zurück in die Leber geleitet. Dort werden sie von den Leberzellen erneut aufgenommen, in die Gallenkanäle abgegeben und gelangen über das Duodenum zurück in den Dünndarm.

Diesen Prozess nennt man enterohepatischen Kreislauf. Über 90 Prozent der so produzierten Gallensäure wird im terminalen Ileum wiederaufgenommen. Eine Gesamtmenge von zwei bis vier Gramm Gallensäure durchläuft diesen Kreislauf, abhängig von der Nahrungsaufnahme, in etwa vier bis zwölf mal an einem Tag. Die Neusynthese von täglich 200–600 mg Gallensäure ersetzt die Verluste, die täglich mit dem Stuhl ausgeschieden werden. Die Abbauprodukte wie Sterkobilin und Urobilin durchlaufen zu 15–20 Prozent den enterohepatischen Kreislauf. Sie werden vor allem über die Leber, aber auch zu einem kleinen Teil über die Niere, eliminiert. Der Teil, der mit dem Stuhl ausgeschieden wird, ist für dessen bräunliche Färbung verantwortlich.

48   Vgl. Wikipedia – Bilirubin, 2017; DocCheckFlexikon – Bilirubin, 2017

11. **Bei einem Ikterus (Gelbsucht) steigt die Bilirubinkonzentration im Blut über den Normalwert an und führt zu einer Gelbfärbung der Skleren und der Haut. Wenn es zu einem isolierten Anstieg des konjugierten Bilirubins kommt, wo liegt dann am wahrscheinlichsten die Ursache?**

(A) Vor der Verstoffwechselung in der Leber
    (z. B. ein vermehrter Anfall von Hämoglobin)
(B) Bei der Verstoffwechselung in der Leber
    (z. B. Leberzellschädigung mit Transport-, Konjugations-, Exkretionsstörung)
(C) Nach der Verstoffwechselung in der Leber
    (z. B. durch eine Abflussbehinderung in den Gallengängen durch Gallensteine)
(D) Mischbild aus Hämolyse und Leberzellschädigung.
(E) Keine der oben aufgeführten Antworten ist eindeutig korrekt.

12. **Ein Patient leidet an einer Gallenkolik. Hierbei kommt es im Rahmen eines akuten Steinabganges zu einem kompletten Verschluss der Gallengänge. Welche der folgenden Aussagen trifft demnach am wenigsten zu?**

(A) Durch den Gallenaufstau kommt es zu einer Entfärbung des Stuhlganges.
(B) Der enterohepatische Kreislauf wird unterbrochen.
(C) Es kommt zu einem Anstieg des konjugierten Bilirubins.
(D) Die Menge an neu gebildetem Urobilin nimmt zu.
(E) Die Absorbtion von Nahrungsfetten im Darm wird eingeschränkt.

8. SIMULATION 8

Bearbeitungszeit: 35 Minuten

Palliative Care[49]

Der Begriff Palliative Care leitet sich ab vom lateinischen palliare, was so viel bedeutet wie ummanteln. In der modernen Medizin versteht man darunter die allumfassende Begleitung von Patienten, die an einer zum Tode führenden Erkrankung leiden. Laut WHO-Definition handelt es sich um einen Ansatz „zur Verbesserung der Lebensqualität von Patienten und deren Familien, die mit Problemen konfrontiert sind, die mit einer lebensbedrohlichen Erkrankung einhergehen: durch Vorbeugen und Lindern von Leiden, durch frühzeitiges Erkennen, untadelige Einschätzung und Behandlung von Schmerzen sowie anderer belastenden Beschwerden körperlicher, psychosozialer und spiritueller Art" (WHO 2002). Voraussetzung dafür ist, dass die Erkrankung nicht mehr kurativ, also in heilender Absicht, behandelt werden kann. Palliativversorgung kann einem Patienten im Krankenhaus, im Hospiz oder zuhause durch ambulante Teams zukommen. Der ärztliche Teilbereich der Palliative Care wird als Palliativmedizin bezeichnet. Darunter fällt die palliative Therapie, d. h. die Linderung von Symptomen wie Atemnot, Schmerzen und Schwäche sowie Medikamentennebenwirkungen wie Übelkeit bis hin zu lindernden Operationen. Bei dieser Therapie gibt es kein medizinisch messbares Ziel, vielmehr steht das Wohlergehen des Patienten und die Erhaltung der Lebensqualität im Vordergrund ärztlichen Handelns.

Eine weitere Säule des Palliative Care Konzeptes bildet die psychologische, soziale und spirituelle Betreuung des Patienten und seiner Angehörigen. Hierzu kommt ein multiprofessionelles Team aus diversem medizinischem Personal, Sozialbetreuern, (ggf. kirchlichen) Seelsorgern und ehrenamtlichen Helfern zum Einsatz.

Übergeordnetes Ziel der Palliative Care ist immer die bestmögliche Erhaltung der subjektiven Lebensqualität. Grundsätzlich werden nach dem palliativen Konzept eine unnötige Verzögerung des Sterbens und die aktive Sterbehilfe abgelehnt. Begründerin des Konzepts war die Krankenschwester und Ärztin Cicely Saunders, die 1977 erstmals Basisprinzipien formulierte und das erste moderne Hospiz in London eröffnete. Ihr Konzept fand daraufhin weltweiten Anklang. Die ersten palliativmedizinischen Ansätze entstanden in Deutschland 1983 im Rahmen einer kleinen Modellstation an der Uniklinik Köln. Inzwischen wurden über 300 Palliativstationen und über 200 Hospize in Deutschland errichtet. In Österreich wurde 1992 das erste Hospiz eingeweiht. Mittlerweile gibt es mehr als 40 Palliativstationen und 10 stationäre Hospize. Der Bedarf ist allerdings steigend und überschreitet weiterhin das Angebot.

49   Vgl. Wikipedia – Palliative Care, 2018

1. Welche der folgenden Aussagen zu Palliative Care lässt/lassen sich aus dem Text ableiten?

I. Die Begriffe Palliative Care und Palliativmedizin sind synonym zu verwenden.

II. Die palliative Versorgung ist in Deutschland und Österreich für jeden Patienten gesichert.

III. Ärzte können im Rahmen des palliativen Konzepts auch operieren.

IV. Die palliative Linderung von Atemnot fällt unter den Begriff passive Sterbehilfe.

V. Eine Palliativversorgung findet immer in medizinisch geführten Einrichtungen statt.

VI. Palliativtherapie dient der Linderung subjektiver Beschwerden.

(A) Aussagen I und V lassen sich ableiten.

(B) Aussagen III und VI lassen sich ableiten.

(C) Aussagen I, II und IV lassen sich ableiten.

(D) Nur Aussage VI lässt sich ableiten.

(E) Keine der Aussagen lässt sich ableiten.

2. Was fasst das Konzept Palliative Care am ehesten zusammen?

(A) Kuration schwer kranker Patienten

(B) Ärztliche Symptomlinderung ausgerichtet an medizinisch messbaren Zielen

(C) Multiprofessionalität bei der Begleitung unheilbar Kranker

(D) Sterbehilfe bei leidenden Patienten

(E) Seelsorgerische Sterbebegleitung

Ureinwohner der Sentinel-Insel[50]

Auf einer Insel im Indischen Ozean lebt eines der isoliertesten indigenen Völker der Erde. Die Ureinwohner der zur Inselgruppe der Andamanen gehörenden North Sentinel Island werden auch Sentinelesen genannt. Das Volk umfasst Schätzungen zufolge 50 bis 400 Menschen und ist das letzte isoliert lebende Volk der Andamaneninseln, welche unter indischer Regierung stehen. Ihre Isolation geht soweit, dass bisher nur sehr wenig über ihre Sprache und Lebensweise erforscht werden konnte. Es wird davon ausgegangen, dass sie sich größtenteils aus dem Meer ernähren, welches sie mit Kanus befahren. Eine Verständigung ist nicht einmal mit den Einwohnern der direkt benachbarten Inseln möglich.

Die Insel wurde 1771 von John Ritchi entdeckt, jedoch nicht vor dem 19. Jahrhundert betreten. 1867 wurden Schiffsbrüchige, die sich auf die Insel retteten, von den Sentinelesen angegriffen und mussten zurück auf das Meer flüchten. 1879 verschleppten britische Kolonialherren ein älteres Sentinelesen-Paar sowie einige Kinder von der Insel. Aufgrund des unter Abgeschiedenheit unterlegen entwickelten Immunsystems erkrankten und verstarben die Verschleppten sehr schnell. Alle folgenden Kontaktaufnahmen scheiterten, da Eindringlinge sofort angegriffen wurden. Immer wieder wurde versucht die Sentinelesen zu kontaktieren und mit Geschenken zu besänftigen. Es entstanden einige sehr wenige Filmaufnahmen und Fotos der Insel. 1996 beschloss die indische Regierung die Kontaktversuche, vor allem zum Schutz der von Krankheiten bedrohten Sentinelesen, einzustellen. Die Insel wurde zum Sperrgebiet erklärt und das Kontaktverbot von der indischen Marine überwacht.

Nach dem Erdbeben, das 2004 den indischen Ozean erschütterte und einen verheerenden Tsunami auslöste, überflog ein Hubschrauber der indischen Küstenwache die Insel und wurde mit Pfeilen beschossen. Es wird vermutet, dass die Sentinelesen den Tsunami durch frühes Flüchten in höhere Gebiete ohne größere Verluste überlebten.

Existenziell bedroht wird das Volk durch Ausbeutung der Fischbestände rund um die Andamanen, wodurch die Einwohner ihrer Nahrungsgrundlage beraubt werden.

50   Vgl. Wikipedia – Sentinelesen, 2018; Wikipedia – North Sentinel Island, 2018

3. Welche der folgenden Aussagen lässt/lassen sich vom Text ableiten?

I. John Ritchi war der Erste, der den Boden von North Sentinel Island betreten hat.

II. Heutzutage ist die Kontaktaufnahme zu den Sentinelesen aufgrund der Gefährdung durch Pfeilangriffe verboten.

III. Die anderen Völker der Andamanen leben inzwischen nicht mehr isoliert.

IV. 1879 wurden Sentinelesen von der indischen Regierung entführt und starben aufgrund eines unterentwickelten Immunsystems.

V. Das Kontaktverbot zu den Sentinelesen wird seit dem Ende des 19. Jahrhunderts durchgesetzt und von der Marine überwacht.

VI. Alle Kontaktaufnahmen seitens der indischen Regierung missglückten.

(A) Aussagen I und II lassen sich ableiten.

(B) Aussagen II, III, und IV lassen sich ableiten.

(C) Aussagen V und VI lassen sich ableiten.

(D) Aussagen I und V lassen sich ableiten.

(E) Aussagen III und VI lassen sich ableiten.

4. Was bedroht die Sentinelesen am ehesten?

(A) Krankheiten und Fischfang

(B) Fehlender Kontakt zu anderen Völkern

(C) Verschleppung und Tötung durch Außenstehende

(D) Naturkatastrophen wie Tsunamis

(E) Abgeschiedenheit und Isolation

Vögel[51]

Wissenschaftler stoßen auf immer mehr Hinweise für die ausgeprägte Intelligenz von einigen Vogelarten. In vielen Studien konnte bereits gezeigt werden, dass Raben sich in andere hineinversetzen können und im Team arbeiten. Andere Vögel zeigten die Fähigkeit zu zählen, Memory zu spielen oder Tresore zu knacken. Dies ist besonders überraschend, da Vögel ein vergleichsweise kleines Gehirn und im Gegensatz zu Säugetieren keine klassische Großhirnrinde besitzen. Die Großhirnrinde gilt als Ort für alle komplexeren kognitiven Prozesse. Die Gehirne von Menschenaffen wiegen bis zu 500 Gramm während ähnlich begabte Vögel Gehirne von bis zu 20 Gramm besitzen. Erst bei genauerer Betrachtung konnte man feststellen, dass die Verschaltungen zwischen den Nervenzellen sich bei Vögeln und Säugetieren, trotz aller Unterschiede, sehr ähnelt. Während bei Säugetieren die Großhirnrinde eine charakteristische Schichtung aufweist, liegen ähnliche Zellen bei den Vögeln in Klumpen vor. Diese Entdeckung spricht dafür, dass die Großhirnarchitektur schon vor der Trennung von Säugern und Vögeln bestand und die einzelnen Module im Laufe der Evolution verschieden kombiniert wurden. Diese Entwicklung wurde wahrscheinlich von dem evolutionären Druck getrieben, dass Vögel leicht genug sein müssen um fliegen zu können. Im gleichen Anteil Hirnmasse befinden sich daher bei ihnen doppelt so viele Neuronen wie bei Säugetieren.

Ein markanter Unterschied zwischen Vögeln und Menschenaffen ist die selbstlose Zusammenarbeit, bei der Vögel ihre Artgenossen beispielsweise auf einen Feind oder das beste Nistmaterial hinweisen. Dieses Zeigen gilt als Grundlage für die Entstehung von Sprache und als ein Hinweis dafür, sich in die Gedanken anderer hineinversetzen zu können. Zudem beobachten Vögel das Verhalten ihrer Artgenossen bei der Problemlösung und passen ihren eigenen Ansatz gegebenenfalls an. Affen hingegen ist der Gedanke an selbstlose Kooperation fremd. In dieser sozialen Hinsicht sind die Vögel den Menschenaffen überlegen und dem Menschen ähnlich. Doch nicht alle Vogelarten können dem direkten Vergleich standhalten. Als intelligent bekannt sind die Rabenvogelarten und Papageien, wohingegen Hühner zu den einfacheren Lebewesen zählen.

5. Welche der folgenden Aussagen ist/sind korrekt?

I.   Affen sind in manchen sozialen Fähigkeiten weniger intelligent als Vögel.

II. Vögel sind dem Menschen in mancher Hinsicht ähnlicher als Affen dem Menschen.

III. Das Warnen vor einem Feind gilt als Hinweis für das Nachempfindungsvermögen von Vögeln.

IV. In der Hirnmasse von Vögeln besteht eine höhere Neuronendichte als in der Hirnmasse von Säugetieren.

V.   Das Gehirn eines Menschenaffen kann das 25-fache eines Vogelgehirns wiegen.

(A) Aussagen I und III sind korrekt.

(B) Aussagen II, IV und V sind korrekt.

(C) Aussagen III und IV sind korrekt.

(D) Aussagen I, II, III, und IV sind korrekt.

(E) Alle Aussagen sind korrekt.

6. Welcher Umstand bzw. welche Fähigkeit lässt den Schluss zu, dass Vögel in manchen Aspekten den Menschen ähnlicher sind als Affen?

(A) Die ähnliche Verschaltung von Nervenzellen im Gehirn.

(B) Die hohe Dichte von Nervenzellen in der Hirnmasse.

(C) Die Fähigkeit etwas zu zeigen und sich anzupassen.

(D) Die Fähigkeit zu zählen und zu logischem Denken.

(E) Die Fähigkeit zur lösungsorientierten Teamarbeit.

Ermordung der Zarenfamilie Romanow[52]

Lange Zeit herrschten in Russland mächtige Monarchen, die Zaren. Zuletzt war es das Hause Romanow und seine Nachkommen, die den Thron innehielten. Nikolaus Alexandrowitsch Romanow II. war seit 1894 Herrscher des Zarenreiches und hielt wie sein Vater, Alexander III, an der Autokratie fest. Anfang des 20. Jahrhunderts entstand ausgelöst durch Autonomie-einschränkungen russischer Randgebiete jedoch eine zunehmend aufständische Stimmung im Reich, die sich insbesondere gegen das starre Herrschersystem richtete. Als der russisch-japanische Krieg schwere Niederlagen bei Port Arthur und Mukden einbrachte, kam es 1905 zu einer ersten Revolution. Im Rahmen des sog. Petersburger Blutsonntags am 9. Januar 1905 (greg.) eskalierte der Konflikt als friedliche Demonstranten von Soldaten der Zaren erschossen wurden. In Folge der Aufstände willigte Nikolaus II. in die Gründung einer gewählten Volksvertretung, der sog. Duma, ein. Die Stimmung im Volk blieb allerdings angespannt und die Zustimmung gegenüber der Zarenfamilie sank rapide.

Der Erste Weltkrieg (1914–1918) und die damit verbundenen wirtschaftlichen und militärischen Mängel bildeten den Grundstein einer weiteren Auseinandersetzung: am 23. Februar 1917 (jul.) begann die sog. Februarrevolution. Die Wendungen des Krieges erforderten, dass Nikolaus II. sich zur Befehligung seiner Truppen im Mogiljower Hauptquartier aufhielt, während seine Zarin Alexandra Fjodorowna alle weiteren Angelegenheiten in Petrograd (heute Sankt Petersburg) regeln musste. Unter dem Einfluss des zwielichtigen Heilers Grigori Rasputin traf sie einige streitbare Entscheidungen und entzündete so die ohnehin explosive Stimmung. Im Rahmen der Aufstände und fehlender Unterstützung sah sich Nikolaus II. zur Abdankung gezwungen und wollte die Regentschaft an seinen Bruder Michail Alexandrowitsch abgeben. Doch unter dem Druck der Duma dankte auch dieser ab und eine provisorische Doppelherrschaft von Duma und Arbeiter-/Soldatenräten (russ.: Sowjet) trat in Kraft. Die Zarenfamilie wurde in den folgenden Tagen inhaftiert und von der aufstrebenden kommunistischen Macht, den Bolschewiki, nach und nach ermordet. Nach dem blutigen Ende der russischen Monarchie plante die Doppelregierung die Wahl einer Verfassungs-gebenden Versammlung. Soweit kam es jedoch nicht, da noch im gleichen Jahr die Bolschewiki unter der Führung von Wladimir Iljitsch Lenin nach der sog. Oktoberrevolution am 25. Oktober (jul.) die Macht an sich rissen. Lenin setzte bereits im Jahr 1918 eine umfassende Gesellschaftsreform durch. Unter anderem beinhaltete die Reform auch den Wechsel vom bis dato gebräuchlichen julianischen auf den in allen Nachbarländern genutzten gregorianischen Kalender. So kam es, dass in einer Nacht für ganz Russland auf den 31.01.1918 (jul.) der 14.02.1918 (greg.) folgte.

Nikolai II. selbst sollte von Petrograd in die neue Hauptstadt Moskau ausgeliefert werden, um dort in einem Schauprozess gerichtet zu werden. Hierfür wurde er mitsamt seiner Frau und seinen fünf Kindern zunächst nach Jekaterinburg gebracht. Inzwischen war jedoch in Moskau die Entscheidung gefallen, dass ein öffentlicher Prozess zu riskant war und man sich des Zars entledigen musste. Deshalb wurde Jakow Jurowski von den Bolschewiki mit der Ermordung der gesamten Familie in der Nacht des 4. Juli 1918 beauftragt. Die Spuren des Mordes wurden anschließend verwischt und erst 1925 durch den Ermittler Nikolai Alexejewitsch Sokolow aufgedeckt.

52   Vgl. Wikipedia – Oktoberrevolution, 2018; Wikipedia – Ermordung der Zarenfamilie, 2018;
      Wikipedia – Haus Romanow Holstein Gottorp, 2018

7. Welche der folgenden Aussagen trifft/treffen zu?

I. Während der Oktoberrevolution im Jahr 1905 kamen die Bolschewiki an die Macht und ermordeten anschließend die Zarenfamilie Romanow.

II. Die erste Duma entstand im Rahmen der Februarrevolution und sollte die Meinung des Volkes bei Regierungsentscheiden vertreten.

III. Michail Alexandrowitsch war als Erstgeborener rechtmäßig der nächste in der Erbfolge des Zarentitels.

IV. Der Petersburger Blutsonntag am 15. Januar 1905 (greg.) verstärkte die Anspannung im Volk durch die Ermordung friedlicher Demonstranten.

V. Grigori Rasputin nahm in Moskau Einfluss auf Alexandra Fjodorowna, was ihrer Zustimmung im Volk weiter schadete.

(A) Nur Aussage II trifft zu.
(B) Aussagen I und IV treffen zu.
(C) Aussagen IV und V treffen zu.
(D) Aussage I und III treffen zu.
(E) Keine der Aussagen trifft zu.

8. Welche der folgenden Aussagen lässt/lassen sich aus dem Text ableiten?

I. Nikolaus II. wurde in einem Schauprozess für schuldig erklärt und anschließend mit seiner Familie und seinen fünf Kindern hingerichtet.

II. Alexandra Fjodorowna wurde in Jekaterinburg ermordet.

III. 1905 endete die russische Monarchie nach anhaltenden Aufständen.

IV. 1917 ergriffen in Russland die Bolschewiki die Macht und lösten somit die Doppelregierung aus Duma und Sowjet ab.

V. Sokolow führte den Mord an der Zarenfamilie auf Befehl Lenins als Anführer der Bolschewiki aus.

(A) Alle Aussagen lassen sich ableiten.
(B) Aussagen I und III lassen sich ableiten.
(C) Aussagen II und IV lassen sich ableiten.
(D) Aussagen II, IV und V lassen sich ableiten.
(E) Aussagen I, III und IV lassen sich ableiten.

9. Welche der folgenden Aussagen ist/sind korrekt?

I. Nikolaus II. saß 32 Jahre lang auf dem Zarenthron.

II. Der Jahrestag der Oktoberrevolution fällt jedes Jahr auf den 7. November (greg.).

III. Die Doppelherrschaft bezeichnet die gemeinsame Herrschaft von Duma und Bolschewiki.

IV. Die Februarrevolution begann am 23.02.1917 (greg.).

V. Der Erste Weltkrieg bildete den Grundstein für den Sturz der russischen Monarchie.

(A) Keine der Aussagen ist korrekt.
(B) Nur Aussage III ist korrekt.
(C) Aussagen II und V sind korrekt.
(D) Aussagen III und IV sind korrekt.
(E) Nur Aussage V ist korrekt.

Die Sonne[53]

Die Sonne ist der wohl wichtigste Stern in unserer Milchstraße und ermöglicht durch ihre Energie das Leben auf der Erde. Mit einem Radius von 696342 km ist sie nicht wesentlich größer als die meisten Sterne des Sonnensystems, enthält jedoch 99,86% seiner gesamten Masse. Neben der Erde umkreisen Merkur, Venus, Mars, Jupiter, Saturn, Uranus und Neptun die Sonne. Das Alter der Sonne beträgt etwa 4,57 Milliarden Jahre. Ihre Besonderheit verdankt sie vor allem der Tatsache, dass sie einen idealen Kernreaktor darstellt. In ihrem Inneren liegt Materie in Form von Plasma vor, einem Aggregatzustand der Kernfusionen begünstigt. Jede Sekunde werden so 657 Millionen Tonnen Wasserstoff in 653 Millionen Tonnen Helium umgewandelt. Dieses sog. Wasserstoffbrennen bietet von allen Kernfusionen die größte Massedifferenz, welche als Strahlungsenergie frei wird. Wasserstoffbrennen kann auf zwei Wegen geschehen. Bei der Proton-Proton-Reaktion, die bei der Sonne 98% der Leuchtkraft ausmacht, fusionieren zunächst zwei Wasserstoffkerne (1H) zu einem Deuteriumkern (2H). Anschließend verschmilzt das Deuterium mit einem weiteren Proton zu Helium (3He) und zwei 3He verschmelzen unter Aussendung von zwei Protonen zu 4He. Der zweite Energieerzeugungsweg wird als Bethe-Weizsäcker-Zyklus bezeichnet und benötigt schwere Kohlenstoffkerne (12C) als Katalysatoren. Es entsteht aus vier Wasserstoffkernen über die Zwischenprodukte Stickstoff und Sauerstoff ein Heliumkern (4H).

Die Sonne kann unterteilt werden in einen Kern, eine Strahlungszone, Konvektionszone, Photosphäre und Chromosphäre. Der Kern, der ungefähr 25% des Radius ausmacht, zeichnet sich aus durch einen besonders hohen Druck von 200 Milliarden bar sowie einer Temperatur von 15 Millionen Grad Celsius. Materie liegt hier in Form von Plasma vor und die Teilchendichte ist sehr hoch. Da Kernfusionsreaktionen abhängig von Teilchendichte und Temperatur sind, geschehen 99% der Kernfusionen innerhalb des Kerns. Die freiwerdende Energie wird in Form von Licht-, Wärme, Radio-, Röntgen- und Gammastrahlung an die Strahlungszone abgegeben. Die Strahlungszone nimmt 70% des Radius ein. Sie transportiert die im Kern entstehende Energie nach außen, was bis zu 10 Millionen Jahre dauern kann. Die Photosphäre ist die mit dem Auge erkennbare Oberfläche der Sonne. Ihre Temperatur beträgt 5800°C.

Entstanden ist die Sonne ca. 8 Milliarden Jahre nach dem Urknall aus den Resten sterbender Sterne der Umgebung, die damals vor allem aus Wasserstoff und Helium bestanden. Aus ihrem Wasserstoffvorrat und ihrer Energieabgabe lässt sich berechnen, dass die Sonne noch etwa 5 Milliarden Jahre weiter brennen wird, bis sie erlischt. Dies geschieht, indem das Wasserstoffbrennen zum Erliegen kommt. Zunächst kommt es zu einem Kollaps des Kerns, welcher eine massive Ausdehnung der Sonne mit sich führt, infolge derer Merkur und Venus verschluckt werden.

Dieses Stadium wird auch Roter Riese genannt, da durch den Anstieg der Leuchtkraft das Strahlungsspektrum in den roten Bereich verschoben wird, und wird etwa 600 Millionen Jahre anhalten. Anschließend folgt die Phase des Heliumbrennens, in der die Fusion von Helium zu Kohlenstoff und Sauerstoff einsetzt. Schlussendlich wird die Sonne durch die fehlende Kernanziehung große Teile ihrer Masse verlieren, einschließlich der Fusionszonen. Übrig bleibt ein schwach glühender, erdgroßer Planet, ein sog. Weißer Zwerg, umgeben von einem planetarischen Nebel, aus dem gegebenenfalls neue Sterne entstehen. Im Laufe der Zeit kühlt die Sonne weiter aus und erlischt vollständig zum Schwarzen Zwerg.

53 Vgl. Astrokramkiste.de, 2018; Wikipedia – Sonne, 2018

Noch bevor die Sonne erlischt steigert sich jedoch ihre Leuchtkraft durch die Ansammlung von Helium im Kern, was dazu führt, dass bereits in 100 Millionen Jahre ein Leben auf der Erde durch extrem hohe Temperaturen nicht mehr möglich sein wird.

10. Welche Aussage/n lässt/lassen sich ableiten?

I. Ein Weißer Zwerg besteht größtenteils aus Kohlenstoff und Sauerstoff.

II. Je älter die Sonne, desto höher der Heliumanteil im Kern, desto höher die Leuchtkraft und desto niedriger der Wasserstoffanteil.

III. Beim Heliumbrennen durchläuft ein 4He den Bethe-Weizsäcker-Zyklus und fusioniert zu Kohlenstoff und Sauerstoff.

IV. Je geringer die Teilchendichte, desto häufiger das Wasserstoffbrennen im Kern der Sonne.

V. Bei der Proton-Proton-Reaktion entsteht Helium aus einer Kettenreaktion von zwei verschiedenen Elementen.

(A) Nur Aussage II ist richtig.

(B) Aussagen III und V sind richtig.

(C) Aussagen I und II sind richtig.

(D) Nur Aussage IV ist richtig.

(E) Aussagen I und IV sind richtig.

11. Welche Aussage/n lässt/lassen sich ableiten?

I. Wenn im Kern der Sonne ein Proton auf ein 3H trifft, kann es dank günstiger Temperatur und Teilchendichteverhältnissen direkt zu einem 4He fusionieren.

II. Beim Heliumbrennen entstehen Wasserstoff und Sauerstoff in einer Kernfusionsreaktion.

III. Der Urknall hat vor mindestens 12,5 Milliarden Jahren stattgefunden.

IV. Aufgrund hoher Teilchendichte findet im Sonnenkern das Wasserstoffbrennen statt, bei dem Helium in die äußeren Sonnenschichten abgegeben wird.

V. Das Leben auf der Erde wird mit dem Eintreten der Sonne in das Stadium Roter Riese zu Ende gehen.

(A) Keine der Aussagen lässt sich ableiten.

(B) Nur Aussage III lässt sich ableiten.

(C) Aussagen II und IV lassen sich ableiten.

(D) Aussagen III und V lassen sich ableiten.

(E) Aussagen I und V lassen sich ableiten.

12. Welche der folgenden Aussagen ist korrekt?

(A) Die Sonne verwandelt pro Sekunde 657 Millionen Tonnen Helium in 653 Millionen Tonnen Wasserstoff.

(B) Die Sonne verwandelt pro Stunde 0,657 Milliarden Tonnen Wasserstoff in 0,653 Milliarden Tonnen Helium.

(C) Die Sonne verwandelt pro Stunde 657 Millionen Tonnen Wasserstoff in 653 Millionen Tonnen Helium.

(D) Die Sonne verwandelt pro Sekunde 0,657 Milliarden Tonnen Wasserstoff in 0,653 Milliarden Tonnen Helium.

(E) Die Sonne verwandelt pro Tag 657 Millionen Tonnen Wasserstoff in 653 Millionen Tonnen Helium.

9. SIMULATION 9

Bearbeitungszeit: 35 Minuten

Wundermaterial Graphen[54]

Kohlenstoff ist ein chemisches Element der vierten Hauptgruppe des Periodensystems, das entweder in seiner reinen Form (als Diamant, Graphit, Chaoit) oder als chemische Verbindung (z.B. Kohlenstoffdioxid) in der Natur vorgefunden wird. Es ist ein essentielles Element des Lebens, da alles lebende Gewebe aus (organischen) Kohlenstoffverbindungen aufgebaut ist. Nicht zuletzt spielt hierbei seine besondere Elektronenkonfiguration mit den vier Valenzelektronen (= Außenelektronen) eine entscheidende Rolle, die die Bildung komplexer Moleküle durch die Ausbildung von bis zu vier verschiedenen Molekül-Bindungen ermöglichen.

In einem Diamantgitter bestehen pro Kohlenstoffatom vier kovalente Einfachbindungen zu benachbarten Kohlenstoffatomen unter Ausbildung von vier Atom-Orbitalen, den Aufenthaltsräumen der Elektronen, die mit größtmöglichem Abstand zueinander ausgerichtet sind. Die Struktur des Graphits unterscheidet sich insofern, dass lediglich drei Atom-Orbitale an der Bindung beteiligt sind. In diesem Fall besteht eine Doppelbindung zu einem der benachbarten Kohlenstoffatome, da alle vier Elektronen bestrebt sind, eine Bindung einzugehen. Die Orbitale sind dreiecksförmig (trigonal) in einem Winkel von 120° innerhalb einer zweidimensionalen Ebene zueinander ausgerichtet. Diese Ebenen sind im Graphit übereinander geschichtet und werden über Van-der-Waals-Kräfte zusammen gehalten, sodass ein dreidimensionales Molekül entsteht.

Durch chemisches Spalten von Graphit erhält man eine einzige Schicht von Kohlenstoffatomen, die ein bienenwabenförmiges Muster ausbilden. Diese Struktur ist heute auch als Graphen bekannt und wird chemisch als polycyclischer aromatischer Kohlenwasserstoff beschrieben. Basierend auf dem Mermin-Wagner-Theorem sind solche strikt zweidimensionalen Strukturen thermodynamisch nicht stabil, weshalb die Entdeckung von Graphen und dessen unerwarteter Stabilität im Jahr 2004 zu großem Erstaunen bei Chemikern und Physikern führte und 2010 mit dem Physik-Nobelpreis ausgezeichnet wurde. Aufgrund seiner ungewöhnlichen physikochemischen Eigenschaften ist es auch heute noch Gegenstand intensiver Grundlagenforschung und seine Einsatzmöglichkeiten werden vielschichtig diskutiert. Basierend auf seiner hohen elektrischen Leitfähigkeit wird aktuell geprüft, ob es Silicium als Transistormaterial in elektronischen Schaltungen ersetzen kann. Ebenso steht ein möglicher Einsatz in Akkus und in der Photovoltaik als Solarzelle dritter Generation im Raum.

---

54   Vgl. Wikipedia – Graphen, 2019

1. Welche der folgenden Aussagen lässt/lassen sich aus dem Text ableiten?

I. In einem Diamantgitter stellt eine der Bindungen eine Doppelbindung dar, sodass alle Bindungselektronen beteiligt sind.

II. Wissenschaftler haben gezeigt, dass Graphen ein besseres Transistormaterial darstellt als das bisher verwendete Silicium.

III. Das vierte, ungebundene Elektron eines Kohlenstoffatoms innerhalb einer Graphitebene geht Van-der-Waals-Bindungen mit einem Kohlenstoffatom einer anderen Ebene ein.

IV. Graphen ist ein monozyklischer aromatischer Kohlenwasserstoff, der durch Spaltung von Graphit entsteht.

(A) Aussagen II und IV lassen sich ableiten.

(B) Aussagen I und III lassen sich ableiten.

(C) Nur Aussage I lässt sich ableiten.

(D) Nur Aussage IV lässt sich ableiten.

(E) Keine der Aussagen lässt sich ableiten.

2. Welche Aussage ist falsch?

(A) Die Entdecker und Erforscher des Graphen wurden 2010 mit dem Physik-Nobelpreis ausgezeichnet.

(B) Strikt zweidimensionale Moleküle sind in der Regel höchst instabil, jedoch bildet Graphen hier eine Ausnahme.

(C) Graphen beschreibt eine einschichtige, bienenwabenartig aufgebaute Kohlenstoffschicht mit hoher elektrischer Leitfähigkeit.

(D) Ein Kohlenstoffatom in einem Graphenmolekül besitzt je vier Nachbaratome, zu denen es kovalente Bindungen eingeht.

(E) Diamanten, Graphit, Graphen und Chaoit beschreiben allesamt reine Kohlenstoffverbindungen.

Bakteriophagen[55]

In der modernen Medizin stellen Antibiotika-Resistenzen, vor allem bei Krankenhauskeimen, ein großes Problem dar. Laut europäischer Seuchenbehörde sterben in Europa jedes Jahr mehr als 33.000 Menschen an Infektionen mit multiresistenten Erregern, davon mehr als 2.300 in Deutschland. Etwa drei Viertel der Erkrankungen mit antibiotikaresistenten Keimen wurden in Einrichtungen des Gesundheitssystems festgestellt, wovon etwa die Hälfte der Fälle vermeidbar wäre. Im Kampf gegen diese multiresistenten Keime setzt nun die Medizin ihre Hoffnungen in Viren, welche sich ausschließlich in Bakterien vermehren, sogenannte Bakteriophagen. Die Phagen docken hierbei an der Bakterienzelle an, schleusen ihre Erbinformation ein und „programmieren" die Zelle so um, dass viele Tochterphagen produziert und schließlich freigesetzt werden. Daraufhin kann der Zyklus von neuem beginnen, solange entsprechende Bakterien als Wirtszellen zur Verfügung stehen.

Antibiotika haben oft ein breites Wirkungsspektrum, da lebensnotwenige bakterielle Prozesse angegriffen werden, sodass viele Bakterienspezies gleichzeitig getötet werden können. Jedoch greifen sie häufig auch das körpereigene Mikrobiom an. Im Gegensatz hierzu haben es die Phagen je nur auf eine Bakterienart abgesehen, allerdings muss im Umkehrschluss auch genau bekannt sein, welche Mikrobe die Krankheit eines Patienten auslöst, um dieser gezielt entgegenwirken zu können.

Ein medienwirksamer Erfolg wurde im Mai 2019 bekannt gegeben, bei welchem ein Forscher-Team der University of Pittsburg dank Phagentherapie das Leben eines 15-jährigen Mädchens retten konnte. Die Mukoviszidose-Patientin litt nach einer Lungentransplantation an chronischen Infektionen mit Antibiotika-resistenten Bakterien und die Forscher konnten mittels gezielten Einsatzes von Phagen die Infektionen zurückzudrängen. Durch Fälle wie diesen erfährt die Phagenforschung aktuell starken Aufwind, jedoch gibt es bis heute noch keine umfangreichen klinischen Studien zu deren Sicherheit und Effektivität.

Das Projekt Phage4Cure wurde 2017 in Deutschland initiiert und wird derzeit genutzt, um die Eignung von Phagen für den Einsatz gegen den Krankenhauskeim Pseudomonas aeruginosa, die häufigste bakterielle Ursache von Lungenentzündungen, zu testen und sie zur arzneimittelrechtlichen Zulassung zu bringen. Zwar rechnen die Forscher nicht mit Nebenwirkungen durch die Verabreichung der Phagen selbst, jedoch könnten Verunreinigungen mit Bakterienkomponenten, die sich infolge des Herstellungsprozesses innerhalb des Präparates befinden, eine lebensgefährliche Blutvergiftung (= Sepsis) verursachen. Folglich muss die Vermehrung und großtechnische Herstellung solcher Präparate künftig unter höchsten Standards erfolgen.

55   Vgl. Wikipedia – Phagentherapie, 2019; Ärzteblatt, 2019

3. **Welche Aussage lässt sich aus dem Text ableiten?**

(A) Die Phagentherapie weist im Vergleich zur Antibiotikatherapie ein wesentlich umfangreicheres Wirkungsspektrum auf.

(B) In Deutschland sterben jährlich etwa 2.300 Menschen an Infektionen mit multiresistenten Erregern in Einrichtungen des Gesundheitssystems.

(C) 2017 hat Phage4Cure umfangreiche klinische Studien zur Sicherheit und Effektivität der Phagentherapie veröffentlicht.

(D) Die Phagentherapie setzt eine spezifische Kenntnis des infizierenden Bakteriums voraus, ein Breitbandantibiotikum jedoch nicht.

(E) Geschätzt die Hälfte der durch multiresistente Erreger versursachten Todesfälle in Europa wären vermeidbar.

4. **Welche der folgenden Aussagen lässt/lassen sich nicht ableiten?**

I. Gelangen einzelne Komponenten der Phagen ins Blut, können diese eine lebensgefährliche Sepsis auslösen.

II. Vor einer Phagentherapie wird für jeden Patienten individuell die infizierende Bakterienspezies ermittelt.

III. Der erste Fall einer erfolgreichen Phagentherapie wurde an einer 15-jährigen Mukoviszidose-Patientin dokumentiert.

IV. Phagen für therapeutische Zwecke müssen für jeden Patienten individuell konzipiert werden.

(A) Aussagen I, III und IV lassen sich nicht ableiten.

(B) Aussagen II und III lassen sich nicht ableiten.

(C) Aussagen I und III lassen sich nicht ableiten.

(D) Aussagen I und IV lassen sich nicht ableiten.

(E) Keine der Aussagen lässt sich ableiten.

Schluss mit „Baby TV"[56]

Ab 2021 sollen 3D- und 4D-Ultraschallaufnahmen während der Schwangerschaft, die lediglich dazu dienen, möglichst schöne Aufnahmen des Ungeborenen erstellen zu lassen, in Deutschland nicht mehr erlaubt sein. Ein neues Strahlenschutzgesetz will damit die nachgewiesene kindliche Gesundheitsbelastung durch das sogenannte „Baby TV" verringern. Alle Schallexpositionen, die über eine medizinisch notwendige Anwendung hinausgehen, sind somit ab 2021 gesetzlich untersagt und gelten als Ordnungswidrigkeit. Dieses Gesetz erfährt Unterstützung durch Experten der Deutschen Gesellschaft für Ultraschall in der Medizin e.V. (DEGUM), welche ein Forum für den wissenschaftlichen und praktischen Erfahrungsaustausch auf dem Gebiet des medizinischen Ultraschalls bietet. Sie vereint rund 10.000 Ärzte verschiedener Fachgebiete, medizinische Assistenten, Naturwissenschaftler und Techniker. Laut der DEGUM ist die Ultraschalldiagnostik noch heute das am häufigsten eingesetzte bildgebende Verfahren in der Medizin. Mittlerweile wird das „Baby TV" sogar von Krankenkassen zur Anwerbung von jungen Mitgliedern genutzt, wobei ein Zuschuss für 3D/4D-Ultraschall geleistet wird. Weiterhin sind Ultraschallgeräte zur Selbstanwendung frei käuflich und private Studios bieten nichtmedizinisches „Baby TV" an.

Bereits am 05.12.2018 wurde im Bundesgesetzblatt die „Verordnung zum Schutz vor schädlichen Wirkungen nichtionisierender Strahlung bei der Anwendung am Menschen" veröffentlicht. Darin wurde beschrieben, dass Ultraschallwellen auf das ungeborene Kind nicht unerhebliche biophysikalische Auswirkungen haben, deren Folgen insbesondere für die kindliche Hirnentwicklung bisher erheblich unterschätzt wurden. Die Gefahren und Wirkungen auf fetale Zellen und Gewebe wie Zellveränderung, Zellschädigung sowie eine Erwärmung und Kavitation (Hohlraum- und Blasenbildung) des Fruchtwassers waren zwar bekannt, wurden jedoch von vielen Ärzten nicht angemessen berücksichtigt. Bisher beschränkte man sich auf unverbindliche Empfehlungen, wie z.B. dem Aufruf der DEGUM, Ultraschallexpositionen bei schwangeren Frauen „so kurz und so selten wie möglich" vorzunehmen. Es gab allerdings keinerlei Regelungen zur Kontrolle über die Einhaltung dieser Empfehlungen. Außerdem hat erst die wachsende Beliebtheit der Ultraschalltechnologie bei schwangeren Frauen die Studien zur Einwirkungen zu häufiger Ultraschallexpositionen auf die fetale Entwicklung ermöglicht.

Laut der sogenannten Mutterschaftsrichtlinie stehen Schwangeren dennoch weiterhin als Kassenleistung drei Ultraschalluntersuchungen zur Verfügung. Dadurch kann die körperliche Entwicklung des Fetus kontrolliert und der Geburtstermin sowie das Vorliegen einer Mehrlingsschwangerschaft bestimmt werden. Zusätzliche, über die in der Mutterschaftsrichtlinie vorgesehenen drei Untersuchungen hinausgehende Ultraschallexpositionen sind nur bei Vorliegen einer medizinischen Indikation, wie z.B. Fehlbildungshinweisen, nach sorgfältiger Risiko-Nutzen-Abwägung und nach Einwilligung der Schwangeren erlaubt. Welche Diagnostik empfehlenswert ist und wo die Unterschiede zwischen dem „Baby TV", diagnostischen Untersuchungen und dem Ultraschall nach Mutterschaftsrichtlinien liegen, wurde bereits auf einer Pressekonferenz der DEGUM im April 2019 bekanntgegeben.

5. Welche der folgenden Aussagen ist/sind korrekt?

I. Der Ultraschall ist heute das am häufigsten eingesetzte diagnostische Verfahren in der Medizin.

II. Zusätzliche Ultraschallexpositionen sind nur bei Vorliegen einer medizinischen Indikation, nach sorgfältiger Risiko-Nutzen-Abwägung und nach Einwilligung beider Elternteile erlaubt.

III. Unnötige Schallexpositionen sind ab 2021 gesetzlich untersagt und gelten als anzeigepflichtige Straftat.

IV. Studien über zu häufige Ultraschallexpositionen wurden erst durch deren wachsende Beliebtheit ermöglicht.

(A) Keine der Aussagen ist korrekt.

(B) Nur Aussage I ist korrekt.

(C) Aussagen I und II sind korrekt.

(D) Nur Aussage IV ist korrekt.

(E) Aussagen III und IV sind korrekt.

6. Welche der folgenden Aussagen lässt sich nicht aus dem Text ableiten?

(A) Laut Empfehlung der DEGUM sollen Dauer und Häufigkeit der Ultraschallexpositionen bei schwangeren Frauen so gering wie möglich gehalten werden.

(B) Die Folgen der Ultraschallwellen für die kindliche Hirnentwicklung wurden bisher stark unterschätzt.

(C) Ultraschallexpositionen können zu einer Erwärmung und Kavitation des Fruchtwassers führen.

(D) Mehrlingsschwangerschaften erfordern zusätzliche, über die in der Mutterschaftsrichtlinie vorgesehenen drei Untersuchungen hinausgehende Ultraschallexpositionen.

(E) Bereits 2018 wurden im Bundesgesetzblatt die biophysikalischen Auswirkungen von nichtionisierender Strahlung, darunter auch Ultraschall, beschrieben.

7. Welche Aussage/n über die DEGUM lässt/lassen sich ableiten?

I. Die DEGUM wird aus rund 10.000 Ärzten verschiedener Fachgebiete gebildet.

II. Sie dient ausschließlich dem wissenschaftlichen und praktischen Erfahrungsaustausch auf dem Gebiet der pränatalen Ultraschalldiagnostik.

III. Die DEGUM veröffentlichte bereits 2018, dass Ultraschallwellen auf das ungeborene Kind nicht unerhebliche biophysikalische Auswirkungen haben.

IV. Sie hat die Abgrenzung von „Baby TV", diagnostischen Untersuchungen und dem Ultraschall nach Mutterschaftsrichtlinien in einer Pressekonferenz bekanntgegeben.

(A) Aussagen I und IV lassen sich ableiten.

(B) Aussagen I und III lassen sich ableiten.

(C) Nur Aussage IV lässt sich ableiten.

(D) Aussagen III und IV lassen sich ableiten.

(E) Aussagen I, II und IV lassen sich ableiten.

Sauerstoffsensor des Lebens[57]

Die meisten Lebewesen sind auf Sauerstoff zur zellulären Energiegewinnung angewiesen, jedoch schwankt dessen Verfügbarkeit aufgrund verschiedener Umweltfaktoren. Beispielsweise herrscht in großer Höhe ein geringerer Luftdruck und damit sinkt der verfügbare Sauerstoff. Unter diesen Bedingungen, auch als Hypoxie bekannt, bildet der Körper mehr Erythropoietin (EPO), welches ein Wachstumsfaktor für die Sauerstoff-transportierenden roten Blutkörperchen (Erythrozyten) darstellt und deren Bildung anregt. Diese Zusammenhänge sind bereits seit vielen Jahren bekannt, es war jedoch lange unklar, wie eine Zelle die Veränderung des Sauerstoffpartialdruckes wahrnehmen kann.

Der Medizin-Nobelpreis im Jahr 2019 wurde an die drei Wissenschaftler William G. Kaelin Jr., Sir Peter J. Ratcliffe und Gregg L. Semenza verliehen, da sie laut Pressemitteilung der Nobel-Stiftung am Karolinska-Institut die zugrunde liegenden Anpassungsmechanismen der Zellen entschlüsselt haben. Sie beschäftigten sich mit einem Proteinkomplex namens „hypoxia-inducible factor", auch Hypoxie-induzierbarer Faktor oder kurz HIF. Semenza entdeckte, dass HIF aus zwei Untereinheiten besteht, HIF-1α und ARNT, die als sogenannte Transkritionsfaktoren fungieren und die Aktivität von Sauerstoff-regulierten Genen beeinflussen.

Unter normalen Sauerstoffbedingungen (Normoxie) produzieren die Zellen zwar konstant HIF-1α und ARNT, allerdings wird HIF-1α an zwei Aminosäureresten modifiziert. Genauer gesagt wird je eine OH- Gruppe angehängt, es findet also eine Hydroxylierung statt. Dies führt dazu, dass ein anderes Protein namens Von-Hippel-Lindau-Tumorsuppressor-Protein (VHL) an HIF-1α binden kann und ein weiteres kleines Protein namens Ubiquitin anhängt, wodurch es für den Abbau durch das Proteasom markiert wird. Sinken die Sauerstofflevel, steht nicht mehr genügend Sauerstoff für die Hydroxylierung zur Verfügung und VHL kann nicht länger an HIF-1α binden, was dessen Stabilisierung zur Folge hat. HIF-1α und ARNT können unter diesen Bedingungen einen Proteinkomplex ausbilden, der dann in den Zellkern wandert und das EPO-Gen sowie andere DNA-Abschnitte mit Bindungsstellen für diesen Transkriptionsfaktor erkennt und deren Aktivität reguliert.

57   Vgl. Spiegel Gesundheit, 2019; Spektrum – Der Sauerstoffsensor des Lebens, 2019; Wikipedia – Hypoxie-induzierter Faktor, 2019

8. Welche der folgenden Aussagen lässt/lassen sich ableiten?

I.   Unter Hypoxie wird HIF-1α an zwei Aminosäureresten hydroxyliert.

II. Unter Normoxie werden HIF-1α und ARNT permanent produziert und direkt durch das Proteasom wieder abgebaut.

III. Ubiquitin wird durch VHL an HIF-1α angehängt und dient als Abbausignal.

(A) Keine der Aussagen lässt sich ableiten.

(B) Aussagen I und III lassen sich ableiten.

(C) Aussagen II und III lassen sich ableiten.

(D) Nur Aussage I lässt sich ableiten.

(E) Nur Aussage III lässt sich ableiten.

9. Welche der folgenden Aussagen lässt sich nicht ableiten?

(A) Unter Hypoxie wird der Körper zur Erythrozyten-Bildung angeregt.

(B) Der Medizin-Nobelpreis 2019 wurde für die Entdeckung und Charakterisierung des zellulären Sauerstoffsensors HIF verliehen.

(C) Bei Hypoxie wandern HIF-1α und ARNT getrennt in den Zellkern und bilden dort einen Proteinkomplex aus, der die Aktivität des EPO-Gens reguliert.

(D) Eine verstärkte Produktion von VHL hätte vermutlich keine Änderung der Sauerstoff-abhängigen Hydroxylierung zur Folge.

(E) Sinkt der Sauerstoffpartialdruck, wird HIF-1α zunehmend stabilisiert.

Psychochirurgie – Operationen im Gehirn[58]

Als Psychochirurgie werden operative Eingriffe am Gehirn zusammengefasst, um schwerste psychische Störungen zu behandeln. Bereits im Jahre 1935 wurde von dem portugiesischen Arzt António Caetano de Abreu Freire Egas Moniz die erste Lobotomie durchgeführt, ein radikaler doppelseitiger Schnitt, der die Nervenbahnen zwischen Frontallappen und Thalamus irreversibel trennt und dazu dienen sollte, schizophrene, schwer depressive und aggressive Patienten ruhig zu stellen. Für dieses Verfahren wurde ihm 14 Jahre später der Medizin-Nobelpreis verliehen, jedoch ist dessen Wirksamkeit heute stark umstritten und es zog sehr schwere Nebenwirkungen nach sich, meist eine starke emotionale Verflachung. Dennoch wurde es in den 50er und 60er Jahren tausendfach in den USA angewandt, da alternative Therapiemöglichkeiten in Form von Psychopharmaka noch nicht existierten und diese Art der Behandlung dazu missbraucht wurde, auch geringe Verhaltensauffälligkeiten ausmerzen zu wollen.

Bei den psychochirurgischen Operationen am Mandelkern (Amygdala) hingegen wird das entsprechende Hirngewebe durch eine eingeführte Sonde mittels Kälte, Hitze oder chemischer Substanzen unwiderruflich zerstört. Hiermit sollten Menschen behandelt werden, die sich selbst verletzen. Allerdings wurden nach diesen Eingriffen häufig motorische Defizite oder fehlende Kontrolle über Reaktionen beobachtet.

Im Zuge einer Cingulotomie wird der Gyrus cinguli (das Cingulum) durch einen Schnitt permanent durchtrennt, was die Psyche des Patienten dauerhaft verändert. Auch heute wird es als Mittel letzter Wahl zur Behandlung schwerster psychischer Erkrankungen, welchen ein neuronaler Defekt zugrunde liegt, eingesetzt. Am häufigsten kommt es zum Einsatz, wenn eine Zwangsstörung vorliegt, aber auch andere affektive Erkrankungen wie eine generalisierte Angststörung, Depressionen und chronische Schmerzsyndrome stellen eine Indikation für eine solche Operation dar. Heutzutage erfordert diese Operation nicht mehr, dass der Schädel geöffnet werden muss, da radiologische Strahlungen eingesetzt werden können, um Hirngewebe auf gezielte Art und Weise zu durchtrennen.

Eine noch relativ neue, reversible Behandlungsmethode stellt die Tiefe Hirnstimulation dar, welche primär bei Patienten mit schweren organischen oder neuropsychiatrischen Erkrankungen Anwendung findet. Hierbei werden dem Patienten zwei Elektroden in das Gehirn implantiert, über welche von einem Impulsgeber in der Brustregion Strom in die betroffenen Hirnabschnitte geleitet wird, weswegen es umgangssprachlich auch als „Hirnschrittmacher" bezeichnet wird. Bei der Behandlung von Patienten mit fortgeschrittener Parkinson-Krankheit wird der Nucleus subthalamicus angesteuert, bei essentiellem Tremor (unkontrollierbares Zucken) der Thalamus ventralis und bei Dystonie (Bewegungsstörungen) der Globus pallidus. Bis heute ist die genaue Funktionsweise der Tiefenhirnstimulation nicht verstanden, jedoch werden verschiedene Theorien diskutiert. Zum einen ist ein funktionaler Block der Axone oder eine Inhibierung der Synapsen denkbar. Andere Theorien besagen, dass eine Erschöpfung der Neurotransmitter durch fortgesetzte Erregung der Neuronen die gewünschte Wirkung nach sich zieht. Ein Teil der Patienten wird allerdings trotz Besserung der motorischen Störungen nach der Tiefen Hirnstimulation depressiv oder zeigt Persönlichkeitsveränderungen.

58 Vgl. Wikipedia – Psychochirurgie, 2019; Wikipedia – Lobotomie, 2019; Spektrum – Psychochirurgie, 2019

10. Welches der genannten Verfahren wird zur Behandlung von Zwangsstörungen eingesetzt?

(A) Eine Tiefe Hirnstimulation des Globus pallidus.

(B) Eine Lobotomie zur Durchtrennung der Nervenbahnen zwischen Frontallappen und Thalamus.

(C) Eine permanente Durchtrennung des Gyrus cinguli.

(D) Eine Tiefe Hirnstimulation des Cingulums.

(E) Eine psychochirurgische Operation zur Zerstörung der Amygdala.

11. Welche der folgenden Aussagen lässt/lassen sich aus dem Text ableiten?

I. Im Jahre 1949 wurde der Medizin-Nobelpreis an einen portugiesischen Arzt verliehen für die Entwicklung der Lobotomie.

II. Amygdala-Operationen wurden in den 50er und 60er Jahren häufig zur Behandlung geringer Verhaltensauffälligkeiten missbraucht.

III. Ein sogenannter „Hirnschrittmacher" wird häufig eingesetzt, wenn eine motorische Störung organischen Ursprungs vorliegt.

IV. Bei der Tiefen Hirnstimulation muss die Schädeldecke nicht mehr geöffnet werden, da stattdessen radiologische Strahlungen eingesetzt werden können.

(A) Aussagen I, II und IV lassen sich ableiten.

(B) Aussagen I und III lassen sich ableiten.

(C) Aussagen II und III lassen sich ableiten.

(D) Aussagen II, III und IV lassen sich ableiten.

(E) Aussagen I, III und IV lassen sich ableiten.

12. Welche der folgenden Behandlungen und beobachteten Nebenwirkungen gehören zusammen?

(A) Cingulotomie – Generalisierte Angststörung und Zwangsstörungen.

(B) Mandelkern-Operation – Motorische Defizite.

(C) Lobotomie – Emotionale Verflachung und Kontrollverlust über Reaktionen.

(D) Tiefe Hirnstimulation – Motorische Störungen und Depressionen.

(E) Alle genannten Verfahren – Depressionen.

LÖSUNGEN

1. LÖSUNGEN

ÜBUNGSAUFGABEN

	(A)	(B)	(C)	(D)	(E)
1	■	□	□	□	□
2	□	□	□	□	■
3	□	□	■	□	□
4	■	□	□	□	□
5	□	□	□	□	■
6	□	□	■	□	□
7	□	□	□	□	■
8	□	■	□	□	□
9	■	□	□	□	□
10	□	□	□	■	□
11	□	■	□	□	□
12	■	□	□	□	□
13	□	□	□	■	□
14	□	□	■	□	□
15	□	■	□	□	□
16	□	□	■	□	□
17	□	□	□	■	□
18	□	□	□	■	□
19	□	■	□	□	□
20	□	■	□	□	□
21	□	□	□	□	■
22	□	□	□	□	■
23	□	■	□	□	□
24	□	□	□	■	□
25	□	□	■	□	□
26	■	□	□	□	□
27	■	□	□	□	□
28	□	□	□	■	□
29	□	■	□	□	□
30	■	□	□	□	□
31	□	□	□	■	□
32	□	□	■	□	□
33	□	□	□	■	□
34	■	□	□	□	□
35	□	□	■	□	□
36	■	□	□	□	□
37	□	□	□	■	□

SIMULATION 1

	(A)	(B)	(C)	(D)	(E)
1	□	□	□	■	□
2	□	□	■	□	□
3	□	□	■	□	□
4	□	□	□	■	□
5	□	■	□	□	□
6	□	□	□	□	■
7	□	□	□	□	■
8	□	■	□	□	□
9	□	□	■	□	□
10	□	□	□	□	■
11	■	□	□	□	□
12	■	□	□	□	□

SIMULATION 2

	(A)	(B)	(C)	(D)	(E)
1	□	□	□	□	■
2	□	□	□	■	□
3	□	□	■	□	□
4	□	■	□	□	□
5	□	■	□	□	□
6	□	□	■	□	□
7	■	□	□	□	□
8	■	□	□	□	□
9	□	■	□	□	□
10	■	□	□	□	□
11	■	□	□	□	□
12	□	□	□	■	□

SIMULATION 3	(A)	(B)	(C)	(D)	(E)
1	■	□	□	□	□
2	□	□	□	□	■
3	□	■	□	□	□
4	□	□	■	□	□
5	□	□	□	□	■
6	□	□	□	■	□
7	□	□	■	□	□
8	□	■	□	□	□
9	□	□	□	■	□
10	□	□	■	□	□
11	□	□	□	■	□
12	□	□	□	□	■

SIMULATION 6	(A)	(B)	(C)	(D)	(E)
1	□	■	□	□	□
2	□	□	□	□	■
3	□	□	■	□	□
4	□	■	□	□	□
5	□	□	□	■	□
6	□	□	□	■	□
7	□	■	□	□	□
8	□	□	■	□	□
9	□	■	□	□	□
10	□	□	□	■	□
11	□	■	□	□	□
12	□	□	□	□	■

SIMULATION 9	(A)	(B)	(C)	(D)	(E)
1	□	□	□	□	■
2	□	□	□	■	□
3	□	□	□	■	□
4	■	□	□	□	□
5	□	□	□	■	□
6	□	□	□	■	□
7	□	□	■	□	□
8	□	□	□	□	■
9	□	□	■	□	□
10	□	□	■	□	□
11	□	■	□	□	□
12	□	■	□	□	□

SIMULATION 4	(A)	(B)	(C)	(D)	(E)
1	□	□	□	■	□
2	□	■	□	□	□
3	□	□	□	■	□
4	□	□	□	■	□
5	□	□	■	□	□
6	□	■	□	□	□
7	□	□	□	■	□
8	□	□	■	□	□
9	□	□	□	■	□
10	□	□	■	□	□
11	□	■	□	□	□
12	□	□	□	□	■

SIMULATION 7	(A)	(B)	(C)	(D)	(E)
1	□	□	□	■	□
2	□	□	□	■	□
3	□	□	□	□	■
4	□	□	■	□	□
5	■	□	□	□	□
6	□	□	■	□	□
7	□	□	□	■	□
8	□	■	□	□	□
9	□	□	■	□	□
10	■	□	□	□	□
11	□	□	■	□	□
12	□	□	□	■	□

SIMULATION 5	(A)	(B)	(C)	(D)	(E)
1	□	□	□	■	□
2	■	□	□	□	□
3	□	□	■	□	□
4	□	□	□	□	■
5	□	□	■	□	□
6	■	□	□	□	□
7	□	□	□	■	□
8	□	■	□	□	□
9	□	■	□	□	□
10	■	□	□	□	□
11	□	□	□	□	■
12	□	□	□	■	□

SIMULATION 8	(A)	(B)	(C)	(D)	(E)
1	□	■	□	□	□
2	□	□	■	□	□
3	□	□	□	□	■
4	■	□	□	□	□
5	□	□	□	□	■
6	□	□	■	□	□
7	□	□	□	□	■
8	□	□	■	□	□
9	□	□	■	□	□
10	□	□	■	□	□
11	□	■	□	□	□
12	□	□	□	■	□

2. ANTWORTBOGEN ZUM KOPIEREN

Name: _____

Vorname: _____

ÜBUNGSAUFGABEN

	(A)	(B)	(C)	(D)	(E)
1	☐	☐	☐	☐	☐
2	☐	☐	☐	☐	☐
3	☐	☐	☐	☐	☐
4	☐	☐	☐	☐	☐
5	☐	☐	☐	☐	☐
6	☐	☐	☐	☐	☐
7	☐	☐	☐	☐	☐
8	☐	☐	☐	☐	☐
9	☐	☐	☐	☐	☐
10	☐	☐	☐	☐	☐
11	☐	☐	☐	☐	☐
12	☐	☐	☐	☐	☐
13	☐	☐	☐	☐	☐
14	☐	☐	☐	☐	☐
15	☐	☐	☐	☐	☐
16	☐	☐	☐	☐	☐
17	☐	☐	☐	☐	☐
18	☐	☐	☐	☐	☐
19	☐	☐	☐	☐	☐
20	☐	☐	☐	☐	☐
21	☐	☐	☐	☐	☐
22	☐	☐	☐	☐	☐
23	☐	☐	☐	☐	☐
24	☐	☐	☐	☐	☐
25	☐	☐	☐	☐	☐
26	☐	☐	☐	☐	☐
27	☐	☐	☐	☐	☐
28	☐	☐	☐	☐	☐
29	☐	☐	☐	☐	☐
30	☐	☐	☐	☐	☐
31	☐	☐	☐	☐	☐
32	☐	☐	☐	☐	☐
33	☐	☐	☐	☐	☐
34	☐	☐	☐	☐	☐
35	☐	☐	☐	☐	☐
36	☐	☐	☐	☐	☐
37	☐	☐	☐	☐	☐

SIMULATION ___ – TEXTVERSTÄNDNIS

	(A)	(B)	(C)	(D)	(E)
1	☐	☐	☐	☐	☐
2	☐	☐	☐	☐	☐
3	☐	☐	☐	☐	☐
4	☐	☐	☐	☐	☐
5	☐	☐	☐	☐	☐
6	☐	☐	☐	☐	☐
7	☐	☐	☐	☐	☐
8	☐	☐	☐	☐	☐
9	☐	☐	☐	☐	☐
10	☐	☐	☐	☐	☐
11	☐	☐	☐	☐	☐
12	☐	☐	☐	☐	☐

SIMULATION ___ – TEXTVERSTÄNDNIS

	(A)	(B)	(C)	(D)	(E)
1	☐	☐	☐	☐	☐
2	☐	☐	☐	☐	☐
3	☐	☐	☐	☐	☐
4	☐	☐	☐	☐	☐
5	☐	☐	☐	☐	☐
6	☐	☐	☐	☐	☐
7	☐	☐	☐	☐	☐
8	☐	☐	☐	☐	☐
9	☐	☐	☐	☐	☐
10	☐	☐	☐	☐	☐
11	☐	☐	☐	☐	☐
12	☐	☐	☐	☐	☐

SIMULATION ___ – TEXTVERSTÄNDNIS

	(A)	(B)	(C)	(D)	(E)
1	☐	☐	☐	☐	☐
2	☐	☐	☐	☐	☐
3	☐	☐	☐	☐	☐
4	☐	☐	☐	☐	☐
5	☐	☐	☐	☐	☐
6	☐	☐	☐	☐	☐
7	☐	☐	☐	☐	☐
8	☐	☐	☐	☐	☐
9	☐	☐	☐	☐	☐
10	☐	☐	☐	☐	☐
11	☐	☐	☐	☐	☐
12	☐	☐	☐	☐	☐

SIMULATION ___ – TEXTVERSTÄNDNIS

	(A)	(B)	(C)	(D)	(E)
1	☐	☐	☐	☐	☐
2	☐	☐	☐	☐	☐
3	☐	☐	☐	☐	☐
4	☐	☐	☐	☐	☐
5	☐	☐	☐	☐	☐
6	☐	☐	☐	☐	☐
7	☐	☐	☐	☐	☐
8	☐	☐	☐	☐	☐
9	☐	☐	☐	☐	☐
10	☐	☐	☐	☐	☐
11	☐	☐	☐	☐	☐
12	☐	☐	☐	☐	☐

SIMULATION ___ – TEXTVERSTÄNDNIS

	(A)	(B)	(C)	(D)	(E)
1	☐	☐	☐	☐	☐
2	☐	☐	☐	☐	☐
3	☐	☐	☐	☐	☐
4	☐	☐	☐	☐	☐
5	☐	☐	☐	☐	☐
6	☐	☐	☐	☐	☐
7	☐	☐	☐	☐	☐
8	☐	☐	☐	☐	☐
9	☐	☐	☐	☐	☐
10	☐	☐	☐	☐	☐
11	☐	☐	☐	☐	☐
12	☐	☐	☐	☐	☐

SIMULATION ___ – TEXTVERSTÄNDNIS

	(A)	(B)	(C)	(D)	(E)
1	☐	☐	☐	☐	☐
2	☐	☐	☐	☐	☐
3	☐	☐	☐	☐	☐
4	☐	☐	☐	☐	☐
5	☐	☐	☐	☐	☐
6	☐	☐	☐	☐	☐
7	☐	☐	☐	☐	☐
8	☐	☐	☐	☐	☐
9	☐	☐	☐	☐	☐
10	☐	☐	☐	☐	☐
11	☐	☐	☐	☐	☐
12	☐	☐	☐	☐	☐